本书出版受到国家自然科学基金青年项目"基于文本挖掘的社会媒体药品不良反应抽取研究"（No. 71701142）和中国博士后科学基金面上项目"社会媒体环境下面向药物警戒的异质网络构建与分析"（No. 2018M640346）资助。

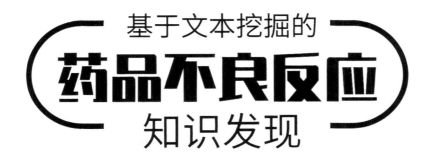

基于文本挖掘的 药品不良反应 知识发现

刘　婧　赵嵩正◎著

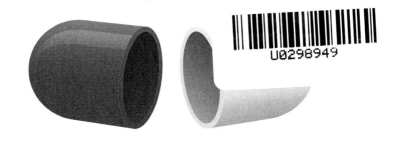

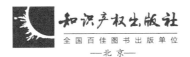

知识产权出版社

全国百佳图书出版单位

——北 京——

图书在版编目（CIP）数据

基于文本挖掘的药品不良反应知识发现/刘婧，赵嵩正著 . —北京：知识产权出版社，2023.6
ISBN 978-7-5130-8191-7

Ⅰ.①基… Ⅱ.①刘… ②赵… Ⅲ.①数据采集—应用—药物副作用—研究
Ⅳ.①R961-39

中国国家版本馆 CIP 数据核字（2023）第 112635 号

责任编辑：贺小霞　王海霞　　　　　　　　责任校对：王　岩
封面设计：臧　磊　　　　　　　　　　　　责任印制：孙婷婷

基于文本挖掘的药品不良反应知识发现

刘婧　赵嵩正　著

出版发行：**知识产权出版社** 有限责任公司	网　　址：http://www.ipph.cn
社　　址：北京市海淀区气象路 50 号院	邮　　编：100081
责编电话：010-82000860 转 8790	责编邮箱：93760636@ qq.com
发行电话：010-82000860 转 8101/8102	发行传真：010-82000893/82005070/82000270
印　　刷：北京九州迅驰传媒文化有限公司	经　　销：新华书店、各大网上书店及相关专业书店
开　　本：720mm×1000mm　1/16	印　　张：11.75
版　　次：2023 年 6 月第 1 版	印　　次：2023 年 6 月第 1 次印刷
字　　数：192 千字	定　　价：66.00 元

ISBN 978-7-5130-8191-7

本书项目基金资助

　　[1] 国家自然科学基金青年项目：基于文本挖掘的社会媒体药品不良反应抽取研究，No.71701142

　　[2] 中国博士后科学基金面上项目：社会媒体环境下面向药物警戒的异质网络构建与分析，No.2018M640346

前 言
FOREWORD

在信息时代，数据已成为除土地、劳动力、资本、技术之外的新型生产要素。健康医疗大数据是国家重要的基础性战略资源。随着 Web 2.0 技术的发展，社会媒体上的用户生成内容已经成为电子病历、医学文献和医学知识库的有效补充，是健康医疗大数据的重要组成部分。

药物警戒是重要的公共卫生问题，社会媒体上的公众健康大数据为药品不良反应知识发现提供了新机遇。然而，用户生成的文本数据中大部分并不包含药品不良反应信息；公众通常不会使用规范的术语描述药品不良反应，相反，他们经常使用创造性或症状描述型的语言来描述药品不良反应，而且语言规范性较差；同时，提到药品和症状/疾病实体的数据不一定描述药品不良反应关系，还经常表述药品适应症等其他关系；本应用领域的专业性也导致标注数据耗时、耗力且需要专家经验。以上特点导致利用社会媒体平台上用户生成的文本数据识别潜在药品不良反应面临很大的挑战。

本书在 Web 2.0 和 Health 2.0 的背景下，基于设计科学、文本挖掘、信息抽取和机器学习等理论与方法，搭建了社会媒体中药品不良反应知识发现框架，主要研究工作包括：基于主动学习和多种文档表征学习，构建了识别包含药品不良反应信息的相关文本的分类模型，有效地降低了标注数据的成本，并提升了文本分类的性能；运用 Bi-LSTM 和 CRF，构建了药品不良反应实体识别模型，提升了模型对社会媒体上不规范数据的适应能力；实现了特征向量的提取和多种核方法，并基于集成学习和半监督学习，构建了一系列药品不良反应关系抽取模型，识别了药品实体和症状/疾病实体间的关系类别，减少了社会媒体上数据高维特征的影响及模型对标注数据的依赖，提升了药品不良反应关系抽取模型的性能。通过本书的研究，在理论上丰富和补充了文本挖掘、集成学习和半监督学习的理论研究体系；在实践上，有助于完善药品的安全性信息，为相关部门提供决策支持，实现了数据驱动的药物警戒，是面向人民生命健康进行科技创新的重要实践。

全书共有 5 章，适合国家相关机构工作人员、医生、医疗机构管理者、智慧医疗研究人员以及计算机领域的专业人士阅读。书中所涉及的理论与实践研究内容得到了国家自然科学基金青年项目"基于文本挖掘的社会媒体药品不良反应抽取研究"（No. 71701142）、中国博士后科学基金面上项目"社会媒体环境下面向药物警戒的异质网络构建与分析"（No. 2018M640346）的资助，凝聚了科研团队近七年的研究心血与成果。在此感谢天津财经大学谭燕、李巍、吴畅、亢小倩、王亚楠、罗依空同学为本书的编辑、出版付出的辛勤工作。

在不远的未来，以大数据、人工智能、物联网、云计算、区块链、Web 3.0 为技术支持的智慧医疗将赋能更多医疗领域的知识发现，如大数据驱动的智能诊断、新药发现、老药新用、联合用药等。需要进一步加强医疗数据要素的共享和流通，加强医疗健康领域各主体间的协同合作，促进多源多模态数据的融合，搭建智慧医疗平台，以实现健康中国的愿景。

目　录

第1章
绪 论

1.1 研究背景与意义

随着互联网技术的蓬勃发展，互联网用户规模不断扩大。中国互联网络信息中心发布的第 50 次《中国互联网络发展状况统计报告》显示，截至 2022 年 6 月，中国网民数量已达 10.51 亿人，互联网普及率已达 74.4%。随着 Web 2.0 技术的发展，互联网用户不再只是被动地接收信息，而是能够以参与合作的方式发布和生成内容[1]，彼此分享信息、见解、经验或观点。社会媒体是指一系列以 Web 2.0 技术为基础，允许产生和交换用户创建内容（User Generated Content，UGC）的互联网应用[1]，包括维基百科、专家问答系统、论坛、博客和微博等。

在医疗健康领域，社会媒体可以提供病人—病人模式的交流平台，而不仅仅局限于传统的医生—病人模式[2,3]。据估计，大约 25% 的慢性病患者会通过社会媒体分享健康经验[3]，80% 的互联网用户会搜索与健康相关的网络信息。《国务院办公厅关于促进和规范健康医疗大数据应用发展的指导意见》（国办发〔2016〕47 号）指出，"健康医疗大数据是国家重要的基础性战略资源"，要"大力推动政府健康医疗信息系统和公众健康医疗数据互联融合、开放共享"。2016 年 6 月发布的《国家自然科学基金"十三五"发展规划》指出，"基于大数据的电子健康管理及其模式创新；数据驱动的医疗质量和医疗安全管理"已成为管理科学部优先发展的研究方向。

　　近年来，从 UGC 数据中开展药品不良反应（Adverse Drug Reaction，ADR）知识发现得到了研究者的广泛关注。世界卫生组织（World Health Organization，WHO）对药品不良反应的定义为"人类疾病的预防、诊断或治疗的过程中，产生的有毒的、非预期的药物反应"[4]。药品不良反应是重要的公共卫生问题。例如，在中国，每年有超过 250 万人因药品不良反应入院，其中死亡人数可达 19.2 万人；在美国，每年药品不良反应会影响大约 200 万名住院病人，导致 12.5 万名病人入院、100 万人次急诊；在澳大利亚，每年药品不良反应可导致超过 6 亿美元的财政损失[5]。

　　目前，药品不良反应知识发现主要包括上市前的临床试验和上市后的安全监测。其中，后者主要依靠自发呈报系统，如由美国食品药品管理局（FDA）负责的 FDA 不良事件报告系统（FDA Adverse Event Reporting System，FAERS）和由 WHO 负责的药品不良反应数据库。在中国，由国家市场监督管理总局药品评价中心（国家药品不良反应监测中心）负责收集、评价、反馈和上报药品不良反应，并维护国家药品不良反应监测系统。然而，现有药品不良反应识别途径存在以下局限性：临床试验持续时间较短、涉及病人规模较小、同质性较强[6]，且难以有效地发现由药品间相互作用导致的不良反应；自发呈报系统具有时间滞后性[7]，且会导致药品不良反应数量被严重低估（大约 90% 的药品不良反应不会被报告）[8,9]。

　　由于公众大多不知道自发呈报系统的存在[10]，或有些国家不接受由病人直接提交的报告[11]，自发呈报系统忽视了公众在智慧医疗和精准医疗中的作用，没有充分发挥公众健康医疗数据的价值。例如，在中国，2015 年收到的药品不良反应报告中，只有 0.4% 的报告来自个人及其他来源。因此，社会媒体上由公众产生的健康大数据可作为自发呈报系统的有效补充，以辅助对已上市药品的安全性进行监测。然而，利用社会媒体 UGC 数据开展药品不良反应知识发现存在很多挑战，主要是因为社会媒体环境下药品不良反应知识发现任务具有以下特点。

　　1）在社会媒体平台上，只有少量文本包含药品不良反应信息。有分析表明，相关文本的比例仅为 0.2%~8.0%[12]。

　　2）公众通常不会使用规范的术语描述药品不良反应，相反，他们经常使用创造性或症状描述型的语言；社会媒体上文本数据的语言规范性较差，存在大量的拼写错误、语法错误或非标准缩写等；由于自然语言的表达多样性，相同语义可以有多种表达方式，社会媒体上一义多词的现象普遍存在。

3）识别出的药品和潜在不良反应实体间不一定描述药品不良反应关系，还可能存在其他类型的关系[6,9]。例如，在"有冠心病，吃了通心络……感觉心脏不舒服"中，"冠心病"和"通心络"间描述的是药品适应症（drug indication）。

鉴于以上特点，有必要从社会媒体上海量的无关数据中识别药品不良反应相关文本（针对特点 1）；有必要利用或改进现有信息抽取方法，即从自然语言文本中自动抽取指定类型的实体、关系、事件等信息的应用技术，包括实体识别（针对特点 2）和关系抽取（针对特点 3），使其更加适应社会媒体上的文本特点（针对特点 2）。本书利用社会媒体上公众健康非结构化文本数据，采用或改进了现有文本分类和信息抽取方法，提升了药品不良反应知识发现能力，以期补充数据驱动的医疗安全管理。

1.2　国内外研究现状

1.2.1　社会媒体环境下药品不良反应知识发现研究

现有药品不良反应抽取研究利用了不同的数据源，本书重点关注社会媒体，主要包括微博（如 Twitter）[6,8,9,13-18] 及与健康相关的网络社区，如 DailyStrength[8,9,17,19-21]、MedHelp[6,11,22] 和美国糖尿病协会（American Diabetes Association）[23]。大多数相关研究处理的是英文数据，只有少量研究处理的是西班牙语数据[24]。表 1-1 总结了近年来利用社会媒体数据开展药品不良反应知识发现的相关研究。

表 1-1　社会媒体环境下药品不良反应知识发现相关研究

文献	年份	数据源	药品不良反应相关文本分类	药品不良反应实体识别	药品不良反应关系抽取	结果
Leaman 等[19]	2010	DailyStrength	—	基于词典的方法	基于模式匹配的方法	$F1\text{-}score$：73.9%

续表

文献	年份	数据源	药品不良反应相关文本分类	药品不良反应实体识别	药品不良反应关系抽取	结果
Benton 等[25]	2011	Breastcancer. org & komen. org & csn. cancer. org	—	基于词典的方法	基于共现的方法	精度：77.0% 召回率：35.1%
Nikfarjam 和 Gonzalez[20]	2011	DailyStrength	—	基于规则的方法	—	$F1-score$：67.9%
Bian 等[13]	2012	Twitter	SVM	基于词典的方法	—	准确率：74.0% AUC：74.0%
Jiang 和 Zheng[14]	2013	Twitter	SVM，NB，ME	基于词典的方法	—	匹配率：74.0%~88.0%
Freifeld 等[15]	2014	Twitter	基于人工的方法	基于词典的方法	基于共现的方法	实体识别性能： 精度：72.0% 召回率：86.0%
Yang 等[22]	2014	MedHelp	—	基于词典的方法	基于共现的方法	Lift：0.767 PRR：0.733
Sampathkumar 等[26]	2014	Medications. com	—	基于词典的方法	HMM	$F1-score$：76.0%
Ginn 等[16]	2014	Twitter	NB，SVM	—	—	$F1-score$：78.1%（NB）；68.3%（SVM）
Patki 等[21]	2014	DailyStrength	MNB，SVM	—	—	$F1-score$：54.0%（MNB），65.2%（SVM）
Segura – Bedmar[24]	2015	ForumClínic	—	基于词典的方法	浅层语义核	$F1-score$：53.0%
Sarker 和 Gonzalez[17]	2015	DailyStrength & Twitter	SVM，NB，ME	—	—	$F1-score$（SVM）：53.8%（TW），67.8%（DS）
Nikfarjam 等[9]	2015	DailyStrength & Twitter	—	条件随机场	基于特征的方法	$F1-score$：82.1%（DS），72.1%（TW）
Yang 等[11]	2015	MedHelp	LDA，partially supervised learning	—	—	在三个数据集上，$F1-score$ 分别为89.4%、89.2%、85.4%

续表

文献	年份	数据源	药品不良反应相关文本分类	药品不良反应实体识别	药品不良反应关系抽取	结果
Liu 和 Chen[23]	2015	American Diabetes Association & Diabetes Forums & Diabetes Forum & MedHelp	SVM，共现	基于词典的方法	基于最短依赖路径核的关系识别及基于规则的关系分类	在四个数据集上，$F1\text{-}score$ 分别为 66.9%、72.2%、62.2%、65.5%
Cocos 等[27]	2017	Twitter	—	RNN	—	$F1\text{-}score$：75.5%
Dai 等[18]	2016	Twitter	SVM	条件随机场	—	$F1\text{-}score$：40.0%（相关文本分类），56.2%（实体识别）
Korkontzelos 等[8]	2016	DailyStrength & Twitter	—	条件随机场	基于特征的方法	$F1\text{-}score$：80.1%（DS），69.2%（TW）

注：SVM—支持向量机；NB—朴素贝叶斯；ME—最大熵；MNB—多项贝叶斯模型；LDA—隐含狄利克雷分布；HMM—隐马尔可夫模型；AUC—ROC 曲线下的面积；TW—Twitter；DS—DailyStrength；RNN—循环神经网络。

1. 药品不良反应相关文本分类

为了从社会媒体上海量的文本数据中识别出药品不良反应相关文本，现有文献的研究目的主要分为两类：①识别描述用户亲身服药经历的文本[13,14,23]，以过滤掉谣言、广告等；②识别包含药品不良反应信息的文本[6,11,15-18,21,23]，以过滤掉大量的讨论其他主题的文本数据。

大多数研究将文本分为相关文本和不相关文本两类，从而开展分类研究。在这些分类研究中，采用的方法主要包括支持向量机（Support Vector Machines，SVM）[13,14,16-18,21,23]、朴素贝叶斯（Naive Bayesian，NB）[14,16,17,21] 和最大熵（Maximum Entropy，ME）[14,17]；使用的特征主要包括词袋特征（bag of words）[13,16] 或 n 元词特征[17,18,21]、一体化医学语言系统（United Medical Language System，UMLS）语义类别[13,17]、同义词扩展[17,21]、变化词组[17,21]、与 ADR 词典匹配的标识特征[17,18]、情感得分[17,21] 和主题相关特征[11,17,18] 等。针对分类研究中相关文本和不相关文本的类别非均衡性，Ginn 等[16] 采取了欠采样的方法；Patki 等[21] 采取了代价敏感的分类策略，根据正类和负类的比例确定每种类别的代价；Sarker 和 Gonzalez[17] 给少数类实例的特征向量赋予了较高的权重。

2. 药品不良反应实体识别

药品不良反应实体识别旨在从非结构文本中提取药品和潜在不良反应。大多数研究采用基于词典的方法，即用预先准备的词典里的术语匹配文本。常用的词典如下。

（1）一体化医学语言系统

UMLS 是由美国国立医学图书馆（National Library of Medicine，NLM）负责开发与维护，集成了医学主题词表、系统医学术语—临床术语和基因本体知识库等不同信息源的语言系统，其包括超级叙词表、语义网络和专家词典三个部分。UMLS 已被广泛应用于药品不良反应实体识别任务[6,14,19,23]。

（2）FDA 不良事件报告系统

FAERS 是由美国食品药品管理局负责维护的数据库，旨在支持药品上市后的安全性监测。医疗专家和病人可基于自愿的原则，直接向 FAERS 提交药品不良反应报告，而药品生产企业则必须将其收到的报告提交给 FAERS。FAERS 已被广泛应用于基于社会媒体数据的药品不良反应识别的相关研究[6,13,23,25]。

（3）用户健康词表（Consumer Health Vocabulary，CHV）

CHV 提供了许多标准医学术语对应的口语化表述。考虑到在社会媒体上，相比于标准医学术语，公众更可能用口语化表达描述药品不良反应。因此，CHV 已被广泛应用于社会媒体药品不良反应实体识别[6,22,23,25]。

（4）监管活动医学词典（Medical Dictionary for Regulatory Activities，MedDRA）

MedDRA 是由人用药品技术要求国际协调理事会（ICH）开发的多语言医学标准术语库，旨在促进人用医疗产品国际监管信息的共享。文献［15，24］已将 MedDRA 用于构造词典以识别药品不良反应实体。

（5）药物副作用数据库（Side Effect Resource，SIDER）

SIDER 包含已上市药品及其已记录的不良反应信息。这些信息来源于公开的文档和包装说明书。该知识库已被文献［19，26］使用。

除以上知识库外，现有研究用到的其他知识库还包括 MedEffect[19]、CI-MA[24] 和自定义的口语化短语库[19] 等。然而，公众经常使用创造性或症状描述型的语言表达药品不良反应，这在一定程度上限制了基于词典方法的性能。因此，一些研究将药品不良反应实体识别看作序列标注问题。例如，Ni-kfarjam 等[9] 应用条件随机场（Conditional Random Field，CRF），使用上下文特征、基于词典的特征、词性特征及基于词表示的簇特征，进行不良反应实体识别，获得了比基于词典方法更好的性能。

3.　药品不良反应关系抽取

对于药品不良反应关系抽取研究，最早采取的是基于词共现的方法。多数研究运用关联规则方法，关注药品和潜在不良反应的共现情况[22,25]。也有研究采用模式匹配的方法。例如，Leaman 等[19] 定义了一系列动词以筛除其他关系类别。近年来，学者大多采用基于统计机器学习的方法。例如，Ni-kfarjam 等[9] 提取了多种特征，包括短语特征、短语之后的词特征、否定词特征及词向量聚类特征。Liu 和 Chen[23] 运用最短依赖路径核（Shortest Dependency Path Kernel，SDPK）进行关系识别，并运用自定义的规则进行关系分类。Segura-Bedmar 等[24] 运用远距离监督方法，借助相关知识库，产生了带标签的训练数据，并采用浅层语义核区分药品不良反应和其他关系类型。

1.2.2　文本挖掘相关研究

1.　文本分类相关研究

文本分类经历了从浅层特征工程到利用深度学习技术进行表征学习的过程。在早期，通常探索文本的浅层语言特征，如词频—逆向文档频率（Term Frequency-Inverse Document Frequency，TF-IDF）、词性（Part of Speech，POS）和领域相关的特征，然后采用机器学习算法如 SVM 训练文本分类模型。近年来，深度学习在文本分类任务中得到了大量的应用。在深度神经网络中，循环神经网络（Recurrent Neural Network，RNN）是处理连续文本数据的一种有效结构，因为它能够捕获长期依赖性。考虑到传统 RNN 的梯度消失问题，研究人员提出了长短期记忆（Long Short-Term Memory，LSTM）网络[28]，它是 RNN 的一个流行变体，通过三个门（输入门、遗忘门和输出门）管理信息在存储单元中的流入和流出。LSTM 网络缓解了传统 RNN 面临的梯度消失问题，并具有捕获和维持长期依赖性的强大性能。此外，研究人员还研究了双向 LSTM[29] 的有效性，因为其能够考虑前文和后文传递的信息。虽然卷积神经网络（Convolutional Neural Networks，CNN）最初被应用于图像识别领域，但它在各种自然语言处理（Natural Language Processing，NLP）任务中的有效性也得到了验证。例如，Kim[30] 提出了 TextCNN 用于句子分类。Zhang 等[31] 使用了字符级特征。研究发现，RNN 和 CNN 在处理不同类型的任务时表现不同并可以提供补充信息[32]。Yin 等[33] 比较了 CNN 和 LSTM 各自具有优势的场景，指出 CNN 在需要关键短语匹配的任务中占主导地位，而 RNN 则适合对远程上下文依赖和序列信息进行编码。近年来，预训练语言模型，如 GPT（Open AI Generative Pre-trained Transformer）[34]、BERT（Bidirectional Encoder Representation from Transformers）[35] 和 ERNIE（Enhanced Representation through kNowledge IntEgration）[36] 可以有效地捕获全局语义，并极大地促进了各种 NLP 任务的发展。GPT 和 BERT 是两种基于 Transformer 的预训练模型。GPT 使用自回归语言建模作为预训练目标，在给定先前单词的情况下最大化所有单词的条件概率。与 GPT 相比，BERT 将双向单词视为上下文，并构造了两个自监督任务以预训练模型。除了利用单一方法，一些研究人员还通过结合不同的深度学习架构提出了混合网络。例如，一些研究首先利用 CNN 提取局部特征，然后利用 LSTM 捕获长期依赖特征[37,38]。

2. 关系抽取相关研究

随着大数据时代的到来，能够将非结构化文本转化为结构化数据的信息抽取技术得到了广泛的发展，以更好地发现蕴藏在这些大数据里的知识和价值[39]。关系抽取是信息抽取的一项重要子任务，其可以识别非结构化文本中两个实体间的语义关系[40]。关系抽取在 1998 年举办的 MUC-7 会议上被首次提出，并在自动内容提取（Automatic Content Extraction，ACE）测评会议的推动下获得了进一步发展。

关系抽取方法可分为三类：基于词共现的方法、基于模式匹配的方法和基于统计学习的方法[40]。基于词共现的方法[41] 假设在关系实例中，如果两个实体在统计意义上经常同时出现，则这两个实体之间存在某种关系。虽然基于词共现的关系抽取方法可以保证较高的召回率，但其准确率较低。基于模式匹配的方法用预先定义的，或者通过学习产生的模式或规则匹配文本[42,43]。典型的基于模式匹配的关系抽取系统包括 DIPRE[44]、Snowball[45]、KnowItAll[46] 和 TextRunner[47] 等。这些模式可依据词汇和句法信息制定，这些信息不依赖于具体领域，也可根据领域相关信息制定，如关键词信息。两种模式产生方式都存在不足，前者的召回率通常较低，后者的领域移植性较差。基于统计学习的方法一般将关系抽取问题转化为分类问题，可进一步分为基于特征的方法和基于核的方法。基于特征的方法可将关系实例映射为高维特征向量，一般会综合利用关系实例的词汇、句法、语义等特征[48-50]。例如，Kambhatla[48] 融合了词汇特征、距离特征、依存结构特征、解析树特征、实体类型特征等，在 ACE 语料集上取得了较好的关系抽取性能。Zhou 和 Zhang[49] 发现，在句法特征中，最有效的特征是浅层短语块特征，该特征也增强了方法的健壮性；此外，该研究还验证了语义特征（如 WordNet 相关特征）对提升关系抽取性能的重要作用。郭喜跃等[50] 在实体特征、词法特征的基础上，考虑了核心谓词、依存句法关系和语义角色标注等特征，提升了关系抽取的性能。基于特征的方法在关系抽取任务中表现出很好的性能，但该方法具有以下局限性：①需要大量耗时、耗力的特征工程工作[51]；②句法特征无法充分表达句法结构信息[51,52]。基于核的方法可以有效地解决上述问题，一方面，该方法可以保留关系实例的原始表达，通过核函数隐式地计算两个实例的相似度，而不需要显式地枚列所有特征，因此不需要大量的特征工程工作[53,54]；另一方面，其可以充分利用关系实例的句法结构，如词序列[55]、解析树[56]、依存图[57]。本节从特征空间和核函数两方面对基于核的关系抽取方法相关研究进行了回顾❶。

（1）特征空间

核方法可以充分利用关系实例的句法结构，其一般作用于关系实例的句法结构信息上，如词序列、解析树、依存图。本节对核方法常用的特征空间

---

❶　某些文献虽将核方法应用于其他领域，如语义角色标注、代词消解，但这些核方法也可应用于关系抽取领域，因此，在分析时保留了此类文献。

进行了分类，具体分类情况如图 1-1 所示，总结了在各类结构化信息上的特征表示及对原始特征表示的扩展方式。

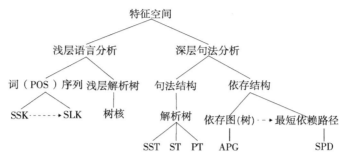

SSK：序列核（Subsequence Kernel）
SLK：浅层语义核（Shallow Linguistic Kernel）
SST：子集树核（SubSet Tree Kernel）
ST：子树核（Sub Tree Kernel）
PT：部分树核（Partial Tree Kernel）
APG：全路径图核（All-paths Graph Kernel）
SPD：最短依赖路径核（Shortest Path Dependency Kernel）

图 1-1　特征空间分类及代表性核

1）浅层语言分析。浅层语言分析可进一步划分为词序列和浅层解析树，其在跨领域或跨语言时具备一定的健壮性[58]。浅层语言分析一般会探索除词之外的其他词属性，如词性、词根、词组块、实体类型、WordNet 同义词，以扩充特征空间并在一定程度上解决特征稀疏问题。在词序列上，已有研究提出了序列核和浅层语义核。序列核[55] 认为，在关系实例中最能够表达关系的信息集中在以下三个区域：［FB］，即第一个实体前方和两个实体中间的词；［B］，即两个实体中间的词；［BA］，即两个实体中间和第二个实体后方的词。浅层语义核[58] 在序列核的基础上，将［FB］［B］［BA］信息作为全局信息，并增加了词属性等相关信息作为局部信息。Zelenko 等[59] 在浅层解析树上定义了树核（Tree Kernel），利用树中结点的类型和角色判断两个结点是否匹配，对相匹配的两个结点，利用词汇的文本信息计算其相似度，并逐层利用树结点间的父子结构计算整棵树的相似度。

2）深层句法分析。深层句法分析能够充分利用句子的结构化信息，包括句法结构和依存结构[60]。句法结构是指由关系实例衍生出的解析树，树中非叶子结点为结构化标签，叶子结点为词。依存结构描述了关系实例各成分间的依存关系，形成了依存图（树）。图中各结点为词，边为词之间的依存关系。Bunescu 和 Mooney[61] 认为在无向依存图中，连接两个实体的最短依赖路径携带了重要的关系标识信息。虽然最短依赖路径属于依存图的一部分，但很多研究只关注该路径信息，因此本节将其与依存图（树）分开进行阐述。

3）解析树。作用在解析树上最具代表性的核方法包括子树核[62]、子集树核[63] 和部分树核[64]。这三种核方法在同一解析树上可产生不同的子树结构，映射至不同的高维空间。这是因为 ST、SST 和 PT 产生子树结构的限制条件不同，依次由强至弱。在 ST[62] 中，产生的子树中的每个结点必须包含它在树中的所有子孙结点，直至叶子结点。SST[63] 不需要一直包含至叶子结点，但其语法规则不能被打破，即子树中要么包含结点的所有子结点，要么不包含该结点的任一子结点[65]。在 PT[64] 中，进一步放松了产生子树结构的限制条件，子树中可以包含某结点任意多的子结点，但也因此有可能导致 PT 过拟合，从而影响该核方法的性能。Zhang[66] 在 SST 的基础上，通过定义"可选择的"结点，提出了树结构的近似匹配，解决了在 SST 中，类似于"NP->DT JJ NN"（NP->a red car）与"NP->DT NN"（NP->a car）树结构不匹配的问题，该方法既扩充了特征空间，又避免了引入过多噪声，因此可以取得比 SST 更好的性能。

上述核方法着眼于产生子树结构的不同方法，即由同一解析树 T 映射至高维空间的不同方法。也有研究从另一视角出发，考虑了以下问题：原解析树 T 是否是最合适的？最具标识作用的信息位于解析树的哪个区域？为了回答上述问题，相关学者探索了解析树的八个区域，分别是最小完全树[67]、路径包含树[67]、组块树[67]、上下文相关树[67]、上下文相关组块树[67]、扁平路径包含树[67]、扁平上下文相关树[67] 和最短路径树[68]。其中，最小完全树代表包含了两个实体的最小子树；路径包含树代表解析树中连接两个实体的最短路径覆盖的区域；最短路径树代表解析树中连接两实体的最短路径；上下文相关树在路径包含树的基础上，引入了上下文信息；组块树只保留了路径包含树中的根结点和基本短语；上下文相关组块树在组块树的基础上，引入了上下文相关信息；扁平路径包含树和扁平上下文相关树则根据预先制定的规则去除了部分不必要的结点。不考虑上下文相关树，在这些区域中，路径包含树取得了最好的关系抽取性能[67]，被广泛应用于关系抽取任务。但路径包含树也可能遗漏某些重要信息或包含噪声，因此，有研究对路径包含树或其他解析树区域（如最小完全树[40,69]、最短路径树[70]）进行了扩展。本节总结了现有研究常用的扩展方式，包括：①加入上下文信息[40,52,67,70-72]；②修剪去除多余信息[71,72]；③加入实体相关信息[72,73]或语义信息[71,74-76]。

在某些情况下，路径包含树可能遗漏一些区分能力较强的信息。例如，从关系实例"John and Mary got married"中判断"John"和"Mary"两个人的关系时，"married"是很有价值的信息，但却没有被包含在路径包含树中[77]。因此，第一种扩展基准子树的方法是采用合理的手段引入上下文信息，从而有效地解决该问题。相关研究已经探索了不同的策略，例如，Zhang等[67]将解析树中两结点相邻的兄弟结点也加入原路径包含树中。Zhou等[77]根据两个实体在解析树中的位置对关系实例进行了分类（嵌套、介词连接、半结构化、描述型、谓语连接），只对包含谓语连接的关系实例进行上下文信息的扩展。具体来说，先由下向上（从子结点到父结点）搜索至谓语词组，然后，转而由上向下（从父结点到子结点）搜索至代表谓语的叶子结点。Zhang等[78]同样区分了关系实例，只对连接两实体的最短路径中包含动词词组的情况进行扩展。Yang等[79]只扩展路径包含树中叶子结点个数小于4的情况，用原路径包含树区域的根结点的父结点作为新区域的根结点。上述研究都是对路径包含树进行扩展，也有研究对其他解析树区域进行扩展。例如，Li等[40]针对最小完全树，引入了从最小完全树的根结点到整棵解析树根结点的结点序列，并赋予序列中不同位置的结点以不同的权重。Qian和Zhou[70]针对最短路径树，引入了依存结构中最短依赖路径上的词。由以上分析可知，文献[40，67，70]没有区分是否需要引入上下文信息，文献[77-79]则采取了不同的区分策略。实验结果显示，与基准子树区域相比，只有文献[67]没有提高关系抽取性能，其原因在于：一方面，文献[67]中实施的扩展策略除引入了必要的上下文信息外，也引入了许多噪声[72]；另一方面，对于需要扩展上下文信息的实例，该策略无法有效地确定需要引入的信息范围。文献[40，70]虽然没有对是否需要引入上下文信息进行区分，但与基准子树区域相比也提高了关系抽取性能，这是因为：①文献[40]的实验语料集中需要引入上下文信息的实例所占比例较少，且引入的上下文信息较精练；②文献［70］中的基准子树，即最短路径树本身包含的信息有限，需要引入其他上下文信息才具有较强的类别区分能力。

第二种基准子树扩展方式是去除或修剪多余信息，以尽量去除噪声信息，使解析树更为精练。现有研究已探索的修剪策略包括：①去掉名词词组除中心词之外的词[72]；②将"X→Y→Z"压缩为"X→Z"[72]；③去掉解析树中最短路径树上的介词词组和副词词组[72]；④只保留一个由连接词连接的名词或名词词组[71,72]；⑤去除修饰动词的副词[69]。实验结果显示，只有策略③降低了关系抽取性能，其他策略都稍微提升了关系抽取性能[72]。

第三种扩展基准子树区域的方法为引入实体相关信息或语义信息。引入实体相关信息是因为某些关系类型只存在于特定类型的实体之间，例如，只有人物和机构两种类型的实体间可能存在雇佣关系。引入语义信息是因为两个词形不同的词语在语义上可能是相同的，如"妻子"和"夫人"、"上班"和"工作"。该类扩展可分为两种方式：①在核函数计算中考虑实体或语义信息[80-82]；②将实体[72]或语义信息[71,74-76,78]作为树结点嵌入原树结构。因本节主要讨论特征空间的扩展，因此着重分析第二种方式。Zhou 等[72]将实体信息嵌入基准子树中，探索了三种不同的嵌入策略：①将实体信息作为新结点，并作为实体结点的子结点；②将实体信息与实体标号结合；③将实体信息作为新结点，并作为基准子树根结点的子结点。实验结果显示，策略③最有效。Qian 等[69]在文献［72］的基础上，定义了词袋树、实体对树和特征对树，实验结果显示，特征对树能够更有效地提升关系抽取性能。除了实体信息，也有研究探讨了语义信息的有效性。常用的语义词典包括知网[74,81]、同义词词林[71,75,76,78,80]和 WordNet[82]。实验结果显示，同义词词林语义信息可以提升大类关系的提取性能[75]；同义词词林语义信息和实体类型信息存在互补性[75,76]；引入过于泛化或细化的语义信息反而会降低关系抽取性能[75]。

4）最短依赖路径。最短依赖路径核[61]认为，依存图中连接两实体的最短依赖路径携带着识别两实体间关系的重要信息。SDP 有其自身的局限性：①没有考虑最短依赖路径上的依赖类型；②在核函数计算中，要求最短依赖路径的长度必须相等。为了克服第一个限制，文献［83-85］考虑了最短依赖路径上的依赖类型。Kim 等[83,84]在含有依赖类型的最短路径上提取了 e-walk

和 v-walk。实验结果表明，e-walk 比 v-walk 更有效，进一步验证了依赖类型在关系抽取任务中的重要性。为了克服第二个限制，相关学者提出了作用在最短依赖路径上的其他核方法，如词序列[84,86]、最长公共子序列[87] 或固定长度[51,65] 的方法。

5）依存图（树）。在用依存结构表示关系实例时，现有研究主要有两种认知，即将依存结构形式化为树或图。树或图的主要区别在于：树要求子结点有且只有一个父结点，而图则允许子结点有一个以上的父结点，因此图比树更具一般性。为了系统、全面地分析依存结构对关系抽取的作用，本节分别对基于这两种认知的研究进行了归纳和分析。Culotta 和 Sorensen[88] 在作用于浅层解析树的树核[59] 的基础上，将树核函数应用于依存树，扩展了依存树上结点的属性，利用了包含两实体的最小完全树。该方法与树核[59] 一样，要求相比较的子树的根结点必须互相匹配且位于原依存树的同一层。为了突破以上限制，Reichartz 等[86] 提出了全配对依存树核（All-pairs Dependency Tree Kernel，ADTK），该方法不要求子树根结点位于依存树的同一层。Chowdhury 等[89] 在考虑树结点相似度的同时，也考虑了依存树上边（依赖类型）的相似度，同时对最小完全树进行了扩展，包括引入上下文信息或加入实体、词性、词根等信息。

然而，树在一些情况下可能会丢失某些信息，因为在依存结构中可能存在一个子结点有多个父结点的情况。因此，严格来说，依存结构用图表示比用树表示更为合适[83]。虽然向量形式（实体、依赖该实体的词、依赖类型、依赖方向）也可以表示子结点和父结点间一对多的依赖关系[90]，大多数研究还是用图来一般化地表示依存结构[57,65]。Airola 等[57] 认为对于关系抽取任务，只利用依存图上最短依赖路径是不够的，于是提出了全路径图核（All-paths Graph Kernel，APGK）。APGK 既利用了最短依赖路径上的词，又没有完全丢弃其他词，利用了带权重的有向依存图，包含依存结构子图（PSS）和线性序列子图（LOS）两个子图。依存结构子图中顶点的标签信息包括词、对应词性及表示该词是否在最短依赖路径上的标识信息；依存结构子图中边的标签为其权重，位于最短依赖路径上的边的权重为 0.9，而其他边的权重为0.3。线性序列子图中顶点的标签信息包括词和该词相对于两个实体的位置，连接某个顶点和其连续的下一个顶点的边的权重被统一设置为 0.9。全路径图核在新闻语料集和医学文献语料集上取得了很好的分类性能，已被广泛使用[79,91]。Tikk 等[92] 引入了依存图上与最短依赖路径的距离小于或等于 P 的结点。Chowdhury 和 Lavelli[93] 引入了依存图上最短依赖路径上各结点的从属词及拐点的支配词。依存结构（包括最短依赖路径、依存图、依存树）是词汇化的[61]，数据稀疏问题严重，为了解决这一问题，一方面，相关研究引入了词性、实体类型、词根、语法角色等相关信息；另一方面，文献［89，94］构建了无词汇化依存树。

（2）核函数的扩展

在定义了特征空间后，需要根据特征空间隐式地计算两个关系实例的相似度，即定义核函数。本节将核函数的扩展方式分为三类：①匹配特征空间扩展的核函数扩展；②匹配方式的扩展，包括容忍匹配（tolerant matching）和近似匹配（approximate matching）；③复合核函数。

1）匹配特征空间扩展的核函数扩展。考虑到词序列方法的计算量，已有研究采用了固定子序列的长度[84] 或限制子序列间隔最大值[86] 的方法，以减少计算开销。Kim 等[84] 提出的 walk - weighted 序列核在传统序列核函数[55] 的基础上，只比较了固定长度的子序列的相似度，并将不同的权重赋给 e - walk、v-walk 和不连续的子序列。Reichartz 等[86] 聚焦于最短依赖路径，限定了子序列的最大长度，在计算匹配结点的相似度时，加入了依赖类型的相似度作为权重系数[83]。

考虑上下文信息的核函数被称为上下文核函数[40,72,95]。Zhou 等[72] 提出了上下文相关卷积树核函数。与 Zhou 等[72] 的工作不同，Li 等[40] 对上下文无关核函数与上下文相关序列核函数进行了独立计算，最终核函数为由上述两种核函数组成的复合核函数，该方法主要有两个好处：①在复合核函数计算时，可以根据上下文相关和上下文无关信息的重要性，调整这两个核函数的权重系数；②两个核函数彼此独立，有利于并行计算，可以降低时间复杂度。

在句法结构的基础上引入词汇语义信息主要有两种方式[75]：①将词汇语义信息作为新结点嵌入原特征空间；②将词汇语义信息嵌入核函数中进行计算。

对于第一种方式，刘丹丹等[75] 将实体词汇在同义词词林中的语义编码嵌入解析树的根结点下，构造了合一句法树和语义关系树。研究发现，过于细化或泛化的语义信息都不利于提高关系抽取的性能。徐庆等[76] 将实体在同义词词林中的语义编码形式化为编码树，提出了词林编码树和实体语义相似度两类新特征，发现编码树特征可以作为实体类型特征的有效补充。Plank等[96] 比较了将所有词汇的聚类信息嵌入解析树中不同位置时关系抽取的性能，发现替换词性时的关系抽取性能最好。Nguyen 等[97] 用词向量表示句法树中的每个结点，其中父结点的词向量是子结点词向量的均值。

对于第二种方式，Che 等[80] 将以词为基本单位的词串改进编辑距离作为两个关系实例的相似度，并为不同的操作类型设置不同的权重。其中，由 $A \rightarrow A'$ 的操作权重根据两个词汇在同义词词林中的语义相似度确定。刘克彬等[81] 将基于知网的词汇语义相似度嵌入序列核中，以此实现了词汇间的软匹配。也有研究将词汇语义相似度嵌入卷积树核的计算中，构造了语义卷积核[96-98]，但其使用了不同的词汇语义相似度计算方法：Liu 等[98] 比较了基于同义词词林、知网和点互信息的方法；Plank 等[96] 使用了潜在语义分析；Nguyen 等[97] 则使用了基于词向量的余弦相似度。

2）匹配方式的扩展。传统核函数一般采取硬匹配方式，即只有当两个子结构或结点的字形完全相同时，这两个子结构或结点的相似度才会对实例的相似度有所贡献。相关研究对结点或子结构的匹配方式进行了扩展，包括近似匹配和容忍匹配。本书进一步将近似匹配分为两类：基于运算的近似匹配[52,66,95] 和基于语义的近似匹配[96,98,99]。前者将从一个子结构转化为另一个子结构所需运算[80]（包括增加、删除和替换）的个数作为两个子结构的相似度。后者主要针对解析树中的叶子结点，将两个叶子结点的语义相似度嵌入原核函数中。Palaga[65] 采取容忍匹配的方式计算由最短依赖路径衍生的 q-gram 的相似度，即使当 q-gram 不完全匹配时，其相似度也不再简单为 0，而是在更细粒度上对组成 q-gram 的小单元进行匹配，然后对各小单元上的相似度求和作为单个 q-gram 的相似度。

3）复合核函数。单个核函数只利用了关系实例的某一部分或某一方面的特征。例如，卷积树核利用了实例的解析树结构，全路径图核利用了实例的依存结构，因此有必要进行核函数的融合，以充分利用每个核函数的优点。有效的核函数必须满足两个条件，即对称性和半正定性。相关研究已经表明，多个有效核函数的组合也为有效核函数[40,79,91,100,101]。许多研究已进行了复合核函数的研究，研究结果显示，浅层语言特征和解析树结构、依存结构和解析树结构之间具有互补性。

1.2.3 研究述评

以上文献分析了社会媒体药品不良反应知识发现研究、文本分类和关系抽取研究的现状，目前相关研究还存在以下问题：

1）缺少更有效的面向非均衡数据的药品不良反应相关文本分类模型。一方面，尽管已有少量研究考虑了药品不良反应相关文本分类的非均衡性，但其采用的方法过于简单（如随机欠采样[20]），有必要探索其他更有效的非均衡分类方法。另一方面，现有文本分类方法或者探索了浅层语言特征和领域相关知识，或者利用深度学习进行文本表征学习，但尚未对这两类蕴含互补信息的特征进行充分的融合。如何同时利用这两类特征（即深度语言特征和领域知识衍生特征）值得进一步探索。

2）缺少更加适合处理非规范数据的药品不良反应实体识别模型。目前，药品不良反应实体识别广泛采用的是基于词典匹配的方法，该方法有以下局限性，即无法有效地处理社会媒体上不规范的 UGC 数据。UGC 数据的语言和语法规范性通常较差，存在大量创造性表达、拼写错误、语法错误、非标准缩写或俚语，这些特点限制了词典匹配方法的有效性。例如，"吃了冠心苏合丸，满意。副作用刺及胃"中的"刺及胃"（实为"刺激胃"）通常不能被词典匹配中。

3）缺少具有语义感知能力的药品不良反应关系抽取模型。一方面，如前面所说，UGC 数据通常是不规范的，而且鉴于自然语言的表达多样性，社会媒体上一义多词现象普遍存在，即同一语义可以用不同的词语表达。然而，现有社会媒体药品不良反应关系抽取模型大多无语义感知能力。另一方面，如何应对由社会媒体文本特征导致的特征高维性，以及标注样本获取成本高且需要专家经验的挑战，需要进一步探索。

在对国内外研究现状进行分析的基础上，本书采用设计科学、文本挖掘和信息抽取等理论及方法，对如何有效地从社会媒体上的 UGC 文本数据中实现药品不良反应知识发现进行了研究，重点解决了以下问题：①从社会媒体上的非结构化文本数据中开展药品不良反应知识发现需要哪些步骤和模块；②如何解决在药品不良反应相关文本分类任务中类别具有非均衡性的问题，以及如何充分融合深层语言特征和领域知识衍生特征；③如何使药品不良反应实体识别模型更加适合处理社会媒体上不规范的文本数据；④如何使药品不良反应关系抽取模型具有语义感知能力，应对标注样本不足且特征具有高维性的挑战，以适应社会媒体上文本数据的不规范性和表达多样性特点。

1.3　研究内容与创新点

1.3.1　研究内容

1. 社会媒体环境下药品不良反应知识发现框架构建

本书总结了常见的社会媒体类型，主要包括百科、博客、社会新闻、微博、评论、问答系统、媒体分享、社交书签、社交网络和网络社区；分析了社会媒体上文本的特点，主要包括噪声大及非正式表达、短文本、时间敏感性、不确定的可靠性。进一步分析了社会媒体上对药品不良反应的描述特点，主要包括：只有少量文本数据包含用户亲身经历的药品不良反应信息；公众通常不会使用规范的术语，而是更偏向于使用创造性或症状描述型的语言；语言规范性较差，存在大量的拼写错误、语法错误和非标准缩写等；由于自然语言的表达多样性，一义多词的现象普遍存在；识别出的药品和潜在不良反应实体间可能存在其他类型的关系，如药品适应症。针对以上特点，梳理了社会媒体环境下药品不良反应抽取框架，主要模块包括构建相关文本分类模型、构建实体识别模型及构建关系抽取模型，如图 1-2 所示。

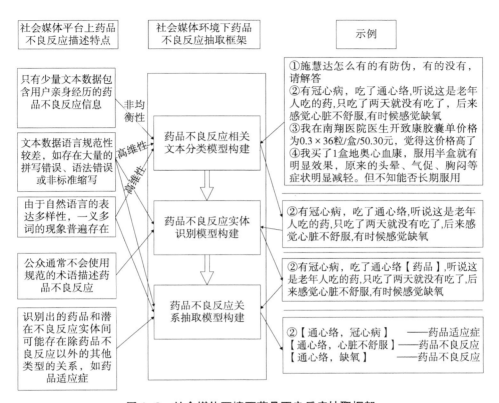

图 1-2　社会媒体环境下药品不良反应抽取框架

2. 药品不良反应相关文本分类模型构建

为了适应社会媒体文本语言不规范以及表达多样性的特点，基于 LSTM、CNN 和 BERT 学习了深层文本表征；为了充分利用本领域广泛存在的外部知识库，探索了医药语义特征、ADR 词典匹配特征、否定词特征、同义词扩展特征、短语变化特征、情感得分特征、主题相关特征等特征，并实施了特征选择；为了同时利用以上两类特征，提出了基于层次注意力的多文档表征融合模型，构建了基于多文档表征融合的药品不良反应相关文本识别模型。

考虑到本领域标注样本需要专业领域知识、成本较高以及相关文本占比非常小等挑战，并且为了同时利用深层语义信息和领域知识，提出了面向非均衡数据的多视图主动学习方法。具体来说，提出了多视图生成机制，即基于堆叠自编码器、Doc2vec 和预训练 BERT 三类无监督模型学习了深层文本表征作为不同视图，同时基于领域知识提取了相关特征作为另一个视图，并提出了面向非均衡数据的主动学习框架下的样本选择策略。

3. 药品不良反应实体识别模型构建

鉴于传统的 CRF 和 LSTM 有各自的优缺点：CRF 对上下文信息的利用率不足，只能利用相对短距离的上下文信息；基于 CRF 的药品不良反应实体识别模型需要人工提取特征，而特征提取是一项依赖专家经验且耗时、耗力的工作，且特征提取过程中容易带来误差和信息损失。而社会媒体中药品不良反应描述的口语化特点可能会导致许多长距离上下文依赖的存在。LSTM 可充分利用长距离的上下文信息，但容易出现局部最优而全局非最优的情况，CRF 在搜索空间较小场景下的优异表现可弥补其不足。因此，对 Bi-LSTM 和 CRF 进行了结合，充分利用二者的优势，并相互弥补对方的不足，构建了基于 Bi-LSTM-CRF 的药品不良反应实体识别模型。一方面，通过前向 LSTM 和后向 LSTM 可以捕获长距离上下文信息；另一方面，在 Bi-LSTM 的基础上加入 CRF 层，可利用 CRF 对序列建模的能力实现序列标注的全局最优。

4. 药品不良反应关系抽取模型构建

首先完成了基于特征和基于核的药品不良反应关系抽取。针对前者，提取的特征主要包括词汇特征、词性特征、解析树特征、依存结构特征和语义特征；针对后者，实现了几种典型核，包括树核、卷积树核、最短依赖路径核、全路径图核，并提出了一种嵌入语义信息和浅层句法信息的改进核方法。为了进一步提升药品不良反应关系抽取的性能，从两个维度进行了进一步的探索：

1) 从集成学习的维度，一方面基于组合学习对以上关系抽取方法进行了选择性集成；另一方面，针对不同类型特征（浅层语言特征和语义特征）的数量差异大的特点，提出了一种基于分层采样的改进随机子空间方法。

2) 从半监督学习的维度，一方面，提出了基于协同训练和集成学习的协同集成方法（Co-Ensemble）；另一方面，针对标注样本不易获得以及存在大量不相关的、有噪声特征的特点，提出了一种改进的基于分歧的半监督学习方法。

1.3.2　创新性

1. 理论上的创新性

在理论上，系统研究了信息抽取、面向非均衡数据的主动学习、半监督学习、集成学习的基础理论。与传统非均衡研究不同，提出了一种基于主动学习和多文档表征以降低非均衡程度的思路；丰富和完善了多文档表征信息融合的相关研究（包括早期融合和晚期融合）；在现有实体识别和关系抽取研究的基础上，为面向不规范数据及高维数据的信息抽取提供了新的解决方案和思路，丰富和完善了信息抽取研究；对半监督学习和集成学习进行了研究，提出了改进的随机子空间方法和改进的协同训练半监督学习方法，丰富和完善了相关研究。

2. 方法与技术上的创新性

在方法与技术上，针对数据非均衡、高维、不规范、标注困难且成本高的特点，从特征和算法两个角度，提出了一系列改进的文本分类、实体识别和关系抽取方法，包括基于分层注意力机制的多文档表征融合方法，充分利用了不同文档表征（包括浅层表征和深层表征）的信息互补性；基于多文档表征和主动学习的文本分类方法，削弱了不均衡数据的负面影响；基于 Bi-LSTM-CRF 的实体识别方法，有效适应了数据不规范的特点；基于分层采样的改进随机子空间方法，基于半监督学习和集成学习的半监督集成框架和基于 Lasso 的协同训练半监督学习方法，有效识别了不同实体之间的关系。

3. 应用上的创新性

在应用上，为了从社会媒体平台的海量数据中找到包含不良反应信息的相关文本，构建了基于多文档表征融合和主动学习的药品不良反应相关文本识别模型，在一定程度上减少了对标记数据的依赖；为了从非结构化文本中提取疾病/症状等实体，构建了药品不良反应实体识别模型；为了区分药品和提取的疾病/症状等实体间的关系类型（如是药品不良反应还是药品适应症），构建了一系列药品不良反应关系抽取模型，包括基于特征的、基于改进随机子空间的、基于半监督集成框架的、基于改进半监督方法的关系抽取模型。通过以上模型的构建，实现了社会媒体平台上药品不良反应知识发现框架的搭建，能够对现有药品不良反应监测途径进行有效补充，有助于及时、准确地发现药品潜在的固有风险，不断完善药品的安全性信息，保证公众的用药安全，为药品不良反应监测部门提供决策支持，如药品停止生产、修改药品说明书或药品召回。

1.4 研究方法

本书的研究涉及多个领域，在研究方法的选择上，注重多种研究方法的有机结合；以设计科学为指导，结合文本挖掘、机器学习和信息抽取领域的理论进行了综合研究。在研究方法上，主要采用文献研究法、建模研究方法和模拟实验方法。

1. 文献研究法

文献研究法充分利用现有资源，评述社会媒体环境下药品不良反应知识发现研究、关系抽取研究的现有文献，梳理研究历程的演进、路线的拓展、热点的变迁等。

2. 建模研究方法

建模研究方法以理论分析为指导，以技术应用为手段，在明确问题的基础上，建立相关模型。本书建立了药品不良反应相关文本分类模型、药品不良反应实体识别模型和药品不良反应关系抽取模型。

3. 模拟实验方法

对本书建立的模型，需要进行模拟实验，以验证各模型的有效性。

第 2 章
药品不良反应相关文本识别

由于社会媒体上只有一小部分用户生成内容中提到了药品不良反应，因此，在开展药品不良反应知识发现之前，需要将相关文本从海量文本中有效地识别出来。药品不良反应相关文本识别在本质上是一个文本分类任务，即将社会媒体上的文本分为相关和不相关两个类别。但是，这个任务也面临着重大挑战：首先，标注工作非常耗时，而且要求操作者具有丰富的领域知识；其次，上述提到的文本不均衡可能会对文本分类模型的性能产生负面影响；最后，社会媒体上的文本往往是不规范的，存在各种口语、创造性短语、不可避免的拼写错误和其他不规则表达。传统的基于特征工程的模型通常侧重于提取文本的浅层信息，而不能有效地表达文本的语义信息，因此不擅长处理这些文本特征。此外，本领域也存在很多外部知识库，如何充分利用这些外部知识库，将外部知识与深度神经网络进行融合是本章的研究重点。为了解决以上问题，本章构建了两个模型，即基于层次注意力的多文档表征融合模型以及基于多视图主动学习的药品不良反应相关文本识别模型。

2.1 基于层次注意力的多文档表征融合模型

传统机器学习方法在构建文本分类模型时，首先需要实施特征工程，然后将手动提取的特征输入分类器算法（如 SVM）中。在此过程中可以更好地利用文本的浅层信息，并且能够充分利用领域知识和专家经验。近年来兴起的深度学习方法能够抽取深层语义信息，因此有潜力应对社会媒体上文本的非规范性。因此，深度学习方法在自然语言处理任务中广受关注。采用深度学习方法可以自动进行特征学习，从而捕获判别信息。常见的应用于 NLP 任务的深度学习方法包括 RNN、CNN 和 BERT[35] 等。深度学习模型虽然可以自动捕获深层语义信息，但其并不一定具备比传统机器学习模型更好的性能，因为它们通常会忽略外部领域知识库和领域专家的参与。例如，在文献［102］中进行广泛特征工程的传统机器学习模型的性能优于深度学习模型的性能。

鉴于上述基于特征工程的传统机器学习模型和自动进行特征学习的深度学习模型的优缺点，我们认为，融合通过特征工程产生的特征（称为"手工文本表征"）和通过深度学习方法提取的数据驱动特征（称为"深层文本表征"）有助于增强模型的文本分类性能。接下来的研究问题为如何对其进行融合。尽管一些研究试图将某些知识融入深度神经网络结构[103]，但这种融合方式需要经过仔细设计，并且很难整合各种类型的领域知识。而注意力机制是一种更简单的融合措施。鉴于社会媒体上用户生成内容的表达多样性以及不同深度神经网络的特点，一方面，没有一种深度学习模型可以完全优于其他模型。因为不同的深度神经网络模型可以捕获文本的多方面信息，从而相互补充，所以为了提升药品不良反应相关文本识别分类器的性能，需要同时探索由不同深度学习方法派生的多个文本表征。另一方面，当处理不同的样本时，不同的深度神经网络可能发挥不同的作用，需要自适应地调节各自的重要性。表 2-1 列出了几个文本表征示例以说明以上论点。虽然直接拼接也能实现一定程度的信息融合，但是无法实现自适应的重要性分配。

表 2-1　文本表征示例

Tweets	BERT	CNN	LSTM
eqinnastra all the time take trazodone last night and it really help but it be difficult to wake up	51.71%	16.99%	31.30%
just wonder why doctor prescribe dangerous addictive medication without any warning to patient paxil for instance	24.45%	28.04%	47.51%
really bad rls from Seroquel	24.27%	36.00%	39.73%

因此，本节提出了基于层次注意力的多文档表征融合方法，如图 2-1 所

示。在此基础上，构建了药品不良反应相关文本识别模型。具体来说，在手工特征可用的情况下，利用注意力机制自适应地融合数据驱动的深层文本表征和手工文本表征。对于深层文本表征的生成，设计了一个数据驱动编码器，利用注意力机制将 BERT、CNN 和 LSTM 所生成的文本表征进行融合，以自适应地选择有判别力的表征并利用其互补效应。同时，将不同的手工特征子集转化为各自的隐式表征，并使用另一个底层注意力进行融合，以获得最终的手工文本表征。然后，设计了顶层注意力融合层，以融合手工文本表征和深层文本表征，并使用全连接层预测每个类别的概率。

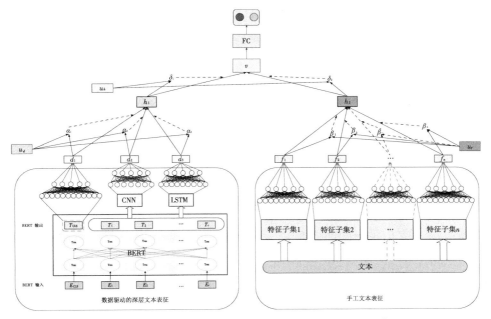

图 2-1　基于层次注意力的多文档表征融合方法架构❶

2.1.1　基于深度学习的深层文本表征

1. BERT

词表征旨在根据单词的上下文将其转换成向量。Word2vec[104] 和 Glove[105] 是早期的词表征方法。然而，这两种方法都不能处理一词多义的问

---

❶　图 2-1 中参数的具体含义见第 2.1.1 小节。

题。BERT[35] 可以解决这个问题。因此，本章采用 BERT 生成单词表征，作为 CNN 和 LSTM 的输入。此外，在 BERT 架构中，[CLS] 的输出被视为 BERT 生成的文本表征，等待在数据驱动编码器中进行融合。

BERT 联合考虑上下文，旨在使用大量未标记文本预训练文本表征[35]，其建立在 Transformer 的基础上。Transformer 采用自注意力机制并行计算文本中每对词—词之间的关系，从而建模一个 token 对另一个 token 的影响[106]。如图 2-1 所示，在 BERT 体系结构中，输入 $E_i(i = 1, 2, \cdots, t)$，句子中第 i 个单词对应的是该单词的 token 表征（token embedding）、位置表征（position embedding）和区域表征（segment embedding）的总和。BERT 实现了两种自监督任务，即掩码语言模型（Masked Language Model，MLM）和下句预测任务（Next Sentence Prediction，NSP），以指导模型的训练。MLM 任务会随机隐藏一定比例的词语，并尝试预测被隐藏的词语；NSP 任务旨在预测两个句子是否相邻。本书使用了微调的 BERT 模型。微调模型是基于预训练模型，在标记文本的监督下，对参数进行微调，以应用于药品不良反应相关文本识别任务。

2. CNN

本书采用 Kim[30] 提出的面向文本分类的 TextCNN 框架（图 2-2），包括卷积层（convolution layer）、池化层（pooling layer）和全连接层（fully connected layer）。$x_i \in R^m$ 表示第 i 个词在句子中的 m 维表征（word embedding）。因此，$X_{1:n} = x_1 \oplus x_2 \oplus \cdots \oplus x_n$ 表示长度为 n 的句子（必要时使用填充操作），其中 $\oplus$ 表示拼接操作符。在卷积运算中，利用方程 $c_i = f(WX_{i:(i+h-1)} + b)$，将滤波器 $W \in R^{h \times m}$ 应用在 $X_{i:(i+h-1)}$ 上生成特征，其中 f 为非线性激活函数，b 为偏置项。在应用到句子中 h 个单词的所有滑动窗口后，滤波器将生成一个特征图 $c = [c_1, c_2, \cdots, c_{n-h+1}]$。随后，特征图 c 通过最大池化层，最大值 $\hat{c} = \max\{c\}$ 作为最终生成的特征。最大池化层使滤波器能够捕获最重要的信息。假设使用 k 个滤波器，通过 CNN 获得的文本表征为 $\hat{c} = [\hat{c}_1, \hat{c}_2, \cdots, \hat{c}_k]$。本研究采用了 $h = 3, 4, 5$ 三种类型的滤波器。

3. LSTM

如图 2-3 所示，每个 LSTM 单元有三个输入值，即网络在当前单元的输

入值 x_t、前一个单元的输出隐藏值 h_{t-1}、前一个单元的输出状态 c_{t-1}。单元的状态和信息流可以通过三个门（遗忘门、输入门和输出门）来控制。

遗忘门 f_t 根据 h_{t-1} 和 x_t 控制哪些信息需要被舍弃，计算公式为

$$f_t = \sigma\left(W_f x_t + U_f h_{t-1} + b_f\right) \tag{2-1}$$

通过计算输入门 i_t 和 $\tilde{c}_t$，可以决定哪一部分信息需要被保留，计算公式为

$$i_t = \sigma\left(W_i x_t + U_i h_{t-1} + b_i\right) \tag{2-2}$$

$$\tilde{c}_t = \tanh\left(W_c x_t + U_c h_{t-1} + b_c\right) \tag{2-3}$$

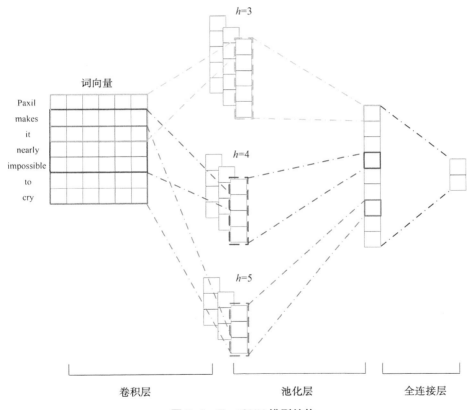

图 2-2　TextCNN 模型结构

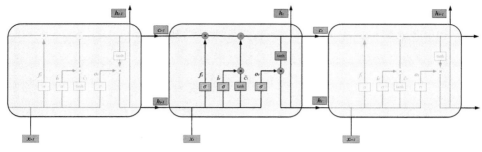

图 2-3　LSTM 模型结构

基于上述计算，可以将目前的状态更新为

$$c_t = f_t \odot c_{t-1} + i_t \odot \widetilde{c}_t \tag{2-4}$$

根据上述公式，输出门决定 c_t 中需要被输出的部分为

$$o_t = \sigma(W_o x_t + U_o h_{t-1} + b_o) \tag{2-5}$$

$$h_t = o_t \odot \tanh(c_t) \tag{2-6}$$

式中，σ 和 $\odot$ 分别表示 sigmoid 激活函数和点积；W 和 U 为可学习的权重矩阵；b 为可学习的偏置项。

2.1.2　考虑外部领域知识的特征工程

领域知识一般可以提升智能系统的性能。在医学领域，有多种领域本体或知识库可供查询和使用。例如，系统医学术语——临床术语（SNOMED CT）、医学主题词表（MeSH）、国际疾病分类（ICD）、观测指标标识符逻辑命名与编码系统（LOINC）、临床药物本体（RxNorm）[107]。目前，关于药品不良反应应用较广泛的知识库包括美国 FDA 药品不良反应报告系统（FAERS）、欧洲药品管理局（EMA）建立的 EudraVigilance❶、世界卫生组织维护的 VigiBase[108]等。不同的本体或知识库侧重医学领域的某一部分，如临床药物本体专门描述药物，国际疾病分类专门描述疾病。即使侧重同一部分，不同本体或知识库间也具有较大程度的异构性。为了识别包含不良反应的相关文本，本书实施了广泛的特征工程，探索的特征主要分为浅层特征、基于领域知识的特征和其他特

---

❶ EudraVigilance［EB/OL］.［2015-07-21］. http://eudravigilance. ema. europa. eu/human/index. asp.

征，见表2-2。其中，在提取基于领域知识的特征时，利用了 UMLS 语义类型和语义组别（利用 MetaMap❶ 进行提取）、COSTART❷、MedEffect❸、SIDER❹、CHV❺ 和 NegEx。此外，提取的其他特征包括基于 WordNet❻ 的同义词提取、基于 SentiWordNet❼ 的文本情感计算、基于 Mallet❽ 的主题分布。

NLM 利用 UMLS 提高了对其他数据库，如 MEDLINE、ClinicalTrials. gov 的检索能力，同时 UMLS 的有效性在其他智能系统中也得到了印证。UMLS 包括超级叙词表、语义网络和专家词典三个部分。其中，超级叙词表集合了来源于 100 多个分类表和术语集的所有编码及术语，并通过概念将这些编码及术语组织起来。具体来说，其将具有相同含义的不同术语组成一个具有唯一标识符的概念，具有多种语义的同一术语分别出现在相应语义对应的概念中。2015 年版的 UMLS 包含了从 190 个术语集中集成的超过 320 万个概念和 1280 万个术语。❾ 语义网络由语义类型和语义关系组成，每个超级叙词表中的概念可以被分派一个或多个语义类型，语义类型间的关系用语义关系来表述。语义网络中有 133 个语义类型、54 个语义关系。专家词典收录常见医学术语，描述每个词语的语法特征，包括词性标签、拼写变化等，可以为医学领域的自然语言处理提供基础[109]。

❶　National Library of Medicine［EB/OL］.［2015-07-21］. https：//mmtx. nlm. nih. gov/.

❷　Coding Symbols for a Thesaurus of Adverse Reaction Terms：Version 2020AA［EB/OL］.（2018-05-04）［2020-12-23］. https：//bioportal. bioontology. org/ontologies/COSTART.

❸　MedEffect［EB/OL］.（2023-01-04）［2023-01-06］. https：//www. canada. ca/en/health-canada/services/drugs-health-products/medeffect-canada. html.

❹　SIDER 4.1：Side Effect Resource：Version 4.1［EB/OL］.（2015-10-21）［2016-03-05］. http：//sideeffects. embl. de/.

❺　CHV（Consumer Health Vocabulary）［EB/OL］.（2011-05-13）［2016-03-05］. https：//www. nlm. nih. gov/research/umls/sourcereleasedocs/current/CHV/index. html.

❻　WordNet［EB/OL］.（2012-06-11）［2016-03-05］. https：//wordnet. princeton. edu/.

❼　SentiWordNet［EB/OL］.（2007-08-28）［2016-03-05］. https：//ontotext. fbk. eu/sentiwn. html.

❽　Mallet：Machine Learning for Language Toolkit［EB/OL］.［2016-03-05］. http：//mallet. cs. umass. edu/.

❾　Unified Medical Language System（UMLS）［EB/OL］.［2016-03-05］. https：//www. nlm. nih. gov/research/umls/index. html.

表 2-2 药品不良反应相关文本识别使用的特征

特征类型	特征	描述	知识库
浅层语言特征	N-grams	句子中连续 n （$n=1,2,3\cdots$）个词	—
基于领域知识的特征	医药语义特征	医药概念的语义类型和语义组别	UMLS /MetaMap
	ADR 词典匹配特征	在样本中是否包含基于外部知识库的词典中的 ADR	COSTART, MedEffect, SIDER, CHV
		匹配的词典中 ADR 的个数	
	否定词特征	否定的概念	嵌入 MetaMap 的 NegEx
其他特征	同义词扩展特征	文本中所有名词、动词和形容词的同义词	WordNet
	短语变化特征	less-good, more-good, more-bad, and less-bad	—
	情感得分特征	文本情感得分/该文本的长度	SentiWordNet
	主题相关特征	主题词	Mallet
		所有主题词的相关分数	

在基于外部知识库构建不良反应实体词典时，考虑到社会媒体上有很多口语化表达，而不是专业术语，因此也使用了 CHV。此外，利用 NegEx[110] 判断了句中出现的特定疾病是否是被否定的。NegEx 算法基于正则表达式 "<UMLS term> * <negation phrase>"，如果句子匹配该正则表达式，则被标记为 "Negated"，即该疾病是被否定的，否则被标记为 "Affirmed"。

2.1.3 层次注意力机制

注意力机制是受到人类生物系统的启发，最初为解决机器翻译问题而提出的。近年来，其在众多领域得到了越来越多的关注，在 NLP 领域也得到了广泛的应用，如机器翻译[111]、问答[112] 和文本分类[29,113]。注意力机制能够自适应地关注输入的某些部分，在深度神经网络中实现注意力机制的典型方法之一是关注序列的相关部分[114]。考虑到文档的层次结构（即文档由句子组成，句子由单词组成），Yang 等[113] 提出了考虑句子层次和单词层次的层次注意网络（Hierarchical Attention Network，HAN）用于文档分类。HAN 能够自适应地关注句子中的重要词语和文档中的重要句子。另一种类型的注意力机制被称为多表征注意力，它涉及多个文档表征以捕捉输入的多维度信息，学习到的注意力描述了不同表征的重要权重。此外，Self-Attention 在 Transformer 中首次被提出，也是 Transformer 成功的关键[106]。本书借鉴 Yang 等[113] 的工作，提出了基于层次注意力机制的多文档表征融合方法。

1. 基于注意力机制的底层表征融合

在处理不同样本时，不同的深层文本表征擅长处理不同模式的文本，因此，本书采用注意力机制为样本的不同深层文本表征自适应地分配不同的重要性权重，然后进行加权融合，最终获得数据驱动的文本表征。具体来说，首先将原始深层文本表征 $\boldsymbol{e}_{\{1,2,3\}}$ 通过多层感知器（Multilayer Perceptron，MLP），以获得其相应的隐式表征 $\boldsymbol{d}_{\{1,2,3\}}$，其中 $\boldsymbol{e}_1$，$\boldsymbol{e}_2$，$\boldsymbol{e}_3$ 分别由 BERT、CNN 和 LSTM 获得。然后，为了衡量每个 $\boldsymbol{d}_i$ 的重要性，计算 $\boldsymbol{d}_i$ 与引入的上下文查询向量 $\boldsymbol{u}_d$ 的内积，并进行归一化，得到每个文档表征的重要性权重 α_i。最后对 $\boldsymbol{d}_1$，$\boldsymbol{d}_2$ 和 $\boldsymbol{d}_3$ 进行加权计算，以获得数据驱动的深层文本表征 $\boldsymbol{h}_1$。上下文查询向量 $\boldsymbol{u}_d$ 随机初始化，并在训练过程中进行学习。

$$\boldsymbol{d}_i = \tanh(\boldsymbol{W}_{1i}\boldsymbol{e}_i + b_{1i}) \tag{2-7}$$

$$\alpha_i = \frac{\exp(\boldsymbol{d}_i^{\mathrm{T}}\boldsymbol{u}_d)}{\sum_{i=1}^{3}\exp(\boldsymbol{d}_i^{\mathrm{T}}\boldsymbol{u}_d)} \tag{2-8}$$

$$\boldsymbol{h}_1 = \sum_{i=1}^{3}\alpha_i\boldsymbol{d}_i \tag{2-9}$$

由于专家通常借助外部知识库来提取有判别力的特征，所以提取的特征因任务而异。如果提取的特征可以划分为不同的子集，则可以使用注意力机制对不同的特征子集进行融合。考虑到不同特征子集的维度可能不同，首先将每个特征子集 $\boldsymbol{r}_{\{1,2,\cdots,n\}}$ 通过 MLP 映射至相同的维度，获得其对应的表征 $\boldsymbol{f}_{\{1,2,\cdots,n\}}$，其中 n 表示特征子集的数量。随后，与数据驱动编码器中的注意力机制类似，为了获得每个 $\boldsymbol{f}_{\{1,2,\cdots,n\}}$ 的注意力权重，计算 $\boldsymbol{f}_i$ 与可学习的上下文查询向量 $\boldsymbol{u}_f$ 的内积，并进行归一化。最后，将所有 $\boldsymbol{f}_{\{1,2,\cdots,n\}}$ 进行加权求和，获得基于特征工程的文本表征。计算公式为

$$\boldsymbol{f}_i = \tanh(\boldsymbol{W}_{2i}\boldsymbol{r}_i + b_{2i}) \tag{2-10}$$

$$\beta_i = \frac{\exp(\boldsymbol{f}_i^{\mathrm{T}} \boldsymbol{u}_f)}{\sum_{i=1}^{n} \exp(\boldsymbol{f}_i^{\mathrm{T}} \boldsymbol{u}_f)} \qquad (2\text{-}11)$$

$$\boldsymbol{h}_2 = \sum_{i=1}^{n} \beta_i \boldsymbol{f}_i \qquad (2\text{-}12)$$

2. 基于注意力机制的顶层表征融合

在设计 MLP 时，应确保 $\boldsymbol{d}_{\{1, 2, 3\}}$ 与 $\boldsymbol{f}_{\{1, 2, \cdots, n\}}$ 的维度相同。引入另一个可学习的上下文向量 $\boldsymbol{u}_h$，以测量数据驱动的深层文本表征和基于特征工程的文本表征的重要性权重。最后，将 $\boldsymbol{h}_1$ 和 $\boldsymbol{h}_2$ 进行加权求和，得到最终的文本表征 $\boldsymbol{v}$。

$$\delta_i = \frac{\exp(\boldsymbol{h}_i^{\mathrm{T}} \boldsymbol{u}_h)}{\sum_{i=1}^{2} \exp(\boldsymbol{h}_i^{\mathrm{T}} \boldsymbol{u}_h)} \qquad (2\text{-}13)$$

$$\boldsymbol{v} = \sum_{i=1}^{2} \delta_i \boldsymbol{h}_i \qquad (2\text{-}14)$$

2.1.4 实验设置

为了验证基于层次注意力的药品不良反应相关文本识别模型的有效性，研究者进行了广泛的实验。值得注意的是，为了缓解数据中的不平衡问题，在训练集和验证集上进行了过采样，而测试集保持了原始分布。为了获得实验数据集，根据用户 ID 和推特 ID 从推特上收集了开源数据集[17]。由于一些推文被删除，本章实验数据集共包括 7060 个样本，其中包括 6304 个与药品不良反应无关的样本和 756 个与药品不良反应相关的样本。在获得实验数据集后，进行了词型还原、文本转换为小写，以及去除超文本标记语言（HTML）标签等预处理工作。

在实施特征工程时，本书提取的特征见表 2-3。为了验证本书所构建模型的有效性，与几个基准模型进行了比较，包括使用单独的深度学习方法（即 BERT、CNN 和 LSTM），只有底层注意力的文本表征融合方法，融合三种不同的深度文本表示的数据驱动方法（底层融合—数据驱动），以及融合各种特征子集的特征工程方法（底层融合—特征工程）。

表 2-3　社会媒体相关文本识别提取的特征

特征类型	特征	特征数量
浅层语言特征	N-grams	10000
基于领域知识的特征	医药语义特征	1150
	词典匹配特征	2
	否定词特征	405
其他特征	同义词扩展特征	3003
	短语变化特征	4
	情感得分特征	5
	主题相关特征	588
总计		15157

本书中的所有实验均采用了 10 倍交叉验证。模型学习的目标函数是最小化交叉熵函数。交叉熵损失计算公式为

$$L = -\sum_{i=1}^{N} y^{(i)} \log \widehat{y}^{(i)} \qquad (2-15)$$

式中，$\widehat{y}^{(i)}$ 表示每个类别下可能的概率；$y^{(i)}$ 表示真实标签；N 表示样本数。

本研究在搭载了 GPU 的 Linux 服务器上进行，并用 PyTorch 实现了深度学习方法。对于 BERT，采用了 BERT base 模型。本研究采用的学习率、batch_size 以及 pad_size 大小分别为 0.001、32 和 40。关于 CNN 中的滤波器数量，对每种规格使用了 256 个滤波器。因此，一共有 256×3 个滤波器。

2.1.5　实验结果与分析

本研究采用的评估指标包括精度（Precision）、召回率（Recall）、F1-score 和准确率（Average Accuracy，AA）。基于表 2-4 所列的混淆矩阵的各指标的计算公式见式（2-16）~式（2-19）。

表 2-4 混淆矩阵

指标		实际值	
		正类	负类
预测值	正类	True Positive (TP)	False Positive (FP)
	负类	False Negative (FN)	True Negative (TN)

$$Precision = \frac{TP}{TP + FP} \qquad (2\text{-}16)$$

$$Recall = \frac{TP}{TP + FN} \qquad (2\text{-}17)$$

$$F1 - score = \frac{2 \times Precision \times Recall}{Precision + Recall} \qquad (2\text{-}18)$$

$$AA = \frac{TP + TN}{TP + FP + TN + FN} \qquad (2\text{-}19)$$

如表 2-5 所示，在识别社会媒体上与 ADR 相关的文本时，本书采用的方法得到了最高的 $F1\text{-}score$（0.5476）和最高的准确率（88.20%）。底层融合的数据驱动方法优于所有单独的深度学习方法，验证了使用注意力机制将不同的深度学习模型进行融合是有效的。此外，与只使用数据驱动表征和只使用特征工程表征相比，本书提出的基于注意力对二者进行融合的方法具有更好的性能，这主要得益于数据驱动的深层文本表征和基于特征工程获得的手工文本表征之间的互补效应。

表 2-5 实验结果

项目	模型	$Precision$（%）	$Recall$（%）	$F1\text{-}score$	AA（%）
单个基于深度学习的表征	BERT	35.42	78.89	0.4879	83.06
	CNN	35.93	78.36	0.4931	83.05
	LSTM	38.80	**79.72**	0.5191	84.79
底层融合	数据驱动	45.47	67.22	0.5374	88.07
	特征工程	33.43	63.47	0.4357	83.09
顶层融合	本书方法	**45.71**	69.31	**0.5476**	**88.20**

注：黑体表示最大值。

图 2-4 显示了底层表征，即各种特征子集和各个深层文本表征（BERT、CNN、LSTM）的平均注意力权重分布。如图 2-4（a）所示，分配给三个不同手工特征子集的注意力权重都约为 33.33%，证明了每个手工特征子集的有效性。如图 2-4（b）所示，在不同深度学习方法的文本表征中，BERT 和LSTM 扮演着重要的角色，而 CNN 的贡献最小。这是因为在社会媒体上，人们在描述他们的药品不良反应经历时更喜欢用口语和含蓄的表达方式，而不是使用专业术语，因此需要理解文本全局语义，以判断该文本是否包含药品不良反应信息。表 2-6 中提供了一些数据驱动深层文本表征和手工文本表征的注意力权重示例。例如，表 2-6 中第一个例子暗示了"嗜睡"的不良反应，但没有直接使用此关键词。这些结果表明了注意力机制的优势，其可以根据不同样本的表达特点自适应地分配重要性权重。

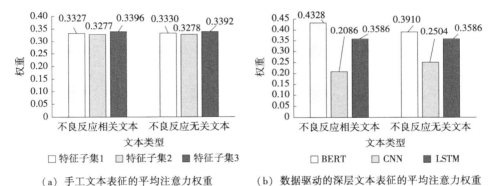

（a）手工文本表征的平均注意力权重　　（b）数据驱动的深层文本表征的平均注意力权重

图 2-4　底层表征的注意力权重分布

表 2-6　ADR 相关文本的顶层注意力权重分布

推文	DL（%）	FE（%）
do trazodone actually make people feel like high omfg it make me sleepy	54.41	45.59
I think that Vyvanse is making me grind my teeth……	55.21	44.79
rocephin ciprofloxacin me barely able to stay awake	50.77	49.23
why do I not remember going to bed or waking up（the answer：probably seroquel）	64.57	35.43
I run on Vyvanse and RedBull. So done with that life. Vyvance cooked my brain like a stove top	66.23	33.77

注：DL—融合数据驱动的深层文本表征；FE—融合特征工程的手工文本表征。

图2-5显示了药品不良反应相关文本识别任务中深层文本表征和手工文本表征的平均注意力权重分布。如图2-5（a）所示，对于不良反应相关文本，深层文本表征和手工文本表征的平均注意力权重分布约为6∶4。一方面，由于该任务中存在含蓄、口语化和多样化的表达方式，与手工文本表征方法相比，深度学习方法的贡献更大；另一方面，此结果也验证了数据驱动的深层文本表征和手工文本表征的互补效应。此外，本书将文本分为了两类，即含蓄文本和直接文本。含蓄文本指的是使用疑问句、反问句或隐喻来表达不良反应的发生；直接文本指的是明确表明服用药物引起了不良反应，如"让我昏昏欲睡"。如图2-5（b）所示，数据驱动的深层文本表征擅长识别含蓄文本，而手工文本表征则更加擅长识别直接文本。

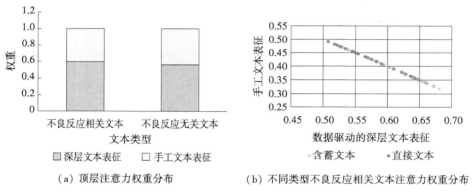

（a）顶层注意力权重分布　　　　（b）不同类型不良反应相关文本注意力权重分布

图2-5　深层文本表征和手工文本表征的注意力权重分布

2.2　基于多视图主动学习的药品不良反应相关文本识别模型

从社会媒体平台上识别包含药品不良反应信息的相关文本面临以下挑战：第一，提及药品不良反应的文本只占社会媒体文本数据的一小部分。社会媒体大数据具有价值密度低的特点，大多数用户生成的内容与目标任务无关。社会媒体上的信息过载导致了数据分布的严重倾斜，会对文本分类模型的预测能力产生不利影响。第二，在本任务中，标注数据是一个耗时且需要专家经验的过程。第三，社会媒体上的用户倾向于用不同的表达方式表达相同的语义，并使用创造性的短语和口语表达分享他们的经验，社会媒体数据中的拼写错误也是不可避免的。为了解决以上问题，研究者提出了一种基于主动学习和多文档表征的文本分类算法（Multi-View Active Learning using Domain-specific and Data-Driven Document representations，MVAL4D）。一方面，该算法充分利用了数据驱动的基于深度学习的文档表征来捕获语言层面的语义信息，同时利用了人工特征工程提取的特征向量，从而引入了领域知识；另一方面，在主动学习框架下，通过采用不同的机制选择潜在正类样本和潜在负类样本以供人工标注，降低了获得的标注数据的非均衡程度。

2.2.1　基于多视图主动学习的药品不良反应相关文本识别框架

半监督学习能够利用原始标记数据和未标记数据，一般可以获得比只利用原始标记数据更好的性能[11]。主动学习是机器学习领域的重要研究方向之一，能够实现人机协作[115]。具体来说，"合适的"未标记样本由模型自动选择，然后由人类专家进行人工标记。本书试图利用主动学习来降低社会媒体数据中药品不良反应相关文本和无关文本的数据不均衡程度，提出的 MVAL4D 框架如图 2-6 所示。首先，将数据映射为多个文档表征，每个文档表征被称为一个视图。在每个视图下，在原始标记数据的基础上构建一个平衡数据集，用于训练初始分类器。其次，反复进行主动学习。在每次迭代中，每个分类器选择有价值的实例（即候选正样本中置信度最高的样本以及候选负样本中信息量最大的样本）。在此基础上，由专家手工标注所有分类器选择的样本的并集。最后，在每个视图下，通过向该视图下的当前数据集中添加其他视图下分类器选择的样本来不断优化该视图下的分类器。

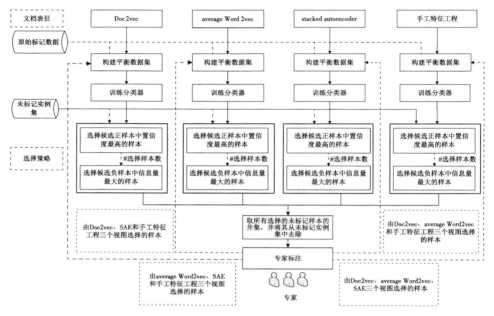

图 2-6　基于多视图主动学习的 ADR 相关文本识别框架

1. 文档表征

将文档转换为固定长度的向量是文档表征学习的目标。传统的向量空间模型（Vector Space Model，VSM）[116] 能够捕获文档中的单词共现信息。其他特征空间生成方法主要包括降维技术（如奇异值分解和主成分分析）和主题建模方法（LDA）[11]。在词向量生成方面，基于分布式假设，相关研究人员提出了 Word2vec[104]，它克服了独热编码高维和缺乏语义信息的缺点。分布式假设意味着具有相似上下文的单词对应的向量表征应该尽可能相近[104]。继Word2vec 之后，相关研究人员提出了 Doc2vec[117] 来进一步学习句子、段落和文档的分布式表征。其他基于深度学习的方法（如 autoencoder、CNN、LSTM、BERT）在各种 NLP 任务中也有出色的表现[118-120]。考虑到本书的目标之一是减少耗时和需要领域知识的标注工作，而基于监督学习的深度学习方法（如 CNN 和 LSTM）需要大量的标记数据，因此采用基于无监督学习的文档表征方法，包括堆叠自编码器（Stacked Autoencoder，SAE）、Doc2vec 和 BERT

的预训练模型。

基于深度学习的文档表征可以有效地捕获数据中的语义信息，而传统机器学习的特征工程能够有效嵌入外部知识库信息。因此，这两种文档表征方法在直观上是可以相互补充的。与之前广泛使用的简单拼接方法不同，本书提出了一种创新策略，将不同的文档表征作为多视图参与主动学习的过程。通过此方式，在学习过程中，数据蕴含的语义信息和相关领域信息可以被同时探索并能相互协作。

2. 样本选择策略

在主动学习的每次迭代中，从候选正样本中选择置信度最高的样本组成正样本集，并在候选负样本中查询携带信息量最大的样本组成负样本集。

3. 数据增强策略

现有相关研究通常在不同的视图下共享所有被选择的样本，本书提出了一种新的类协同训练的策略。具体来说，在视图 V_i 下，新增加的样本是其他视图下的分类器 $V_j(j = 1, 2, \cdots, N; j \neq i)$ 所选择样本的并集。这种策略保证了多个视图下分类器的多样性。

2.2.2　基于多文档表征的多视图生成机制

1. 堆叠自编码器

自编码器（Auto Encoder）由编码器和解码器两部分组成。编码器将输入向量 I 转换为隐式表征 R；解码器将其获得的隐式表征 R 映射回 I。自编码器的目标是通过最小化原始输入向量和重构向量之间的不一致性（即最小化重构误差），最大限度地保留输入数据中的信息。与传统的自编码器相比，堆叠自编码器（SAE）包含多个层，因此，其有潜力提升获取非线性和抽象信息的能力。在训练 SAE 模型时，每一层的输出隐式表征被作为下一层的输入[121]。最后，采用最后一层输出的表征作为最终的文档表征。

2. Doc2vec

为了学习句子、段落和文档的分布式向量，在 Word2vec 的基础上，研究人员提出了 Doc2vec[117]。本书采用了段落向量的分布记忆模型（Distributed Memory Model of Paragraph Vectors，PV-DM）。在该模型中，文档表征可以通过基于段落向量和上下文词向量预测下一个词的任务获得。在训练阶段，对于可见的文档，相应的单词和文档表征被同时训练。单词向量被文档共享，每个文档被转换为唯一的向量表征。在推理阶段，单词向量不变，训练新的文档向量，直到模型收敛。

3. BERT

BERT 联合考虑前后两个方向的上下文，利用大量未标记文本预训练文档表征[35]，由多层 Transformer 组成，采用自注意机制计算任意词与词间的关系，并支持并行计算[106]。BERT 通常包括两个步骤，即预训练（Pre-train）和微调（Fine-tuning）。在预训练阶段，BERT 使用两个有监督任务（MLM 和 NSP）指导模型的训练，前者根据上下文预测中心词，后者的目标是预测两个文本间的关系是"相邻的"或"不相邻"。在处理下游任务时，使用预训练阶段得到的参数初始化 BERT 模型，然后在微调阶段使用标记数据对参数进行微调。

4. 特征工程

特征工程是利用传统机器学习方法建模的关键环节。它通常探索浅层语言信息（如 N-gram）作为基准。此外，具有领域经验的专家经常采用外部资源和特定领域的知识库来衍生领域相关特征。本书依据文献 [17] 提取了浅层语言特征、领域相关特征和其他有区分能力的特征。想要了解更多详细信息，请参考表 2-2。

5. 基于多文档表征的多视图生成机制的优点

本书中的视图生成机制有两个主要优点：第一，它同时满足了使用不同层次信息和生成丰富冗余多视图的需求；第二，与现有的视图生成方法相比，该机制对文本分类任务而言更具有可行性和扩展性。例如，在某些文本分类应用中，视觉特征和 URL 可能是无法获得的，因此使用视觉特征和文本特征[122,123] 以及使用内容特征和 URL[124] 的方法不可行，而本书中利用无监督深度学习模型获得的文本表征却始终是可获得的。此外，基于多文档表征的多视图生成机制更具有普适性，因为其只利用社会媒体上的大量未标记数据即可，即使在领域特征无法提取的情况下，也可以仅使用浅层语言特征作为其中一个视图。

2.2.3 样本选择策略

1. 本书提出的样本选择策略的动机

本书提出的样本选择策略的目标是降低新标注数据的不均衡程度，由此构建正负样本尽可能均衡的语料库。为了实现这个目标，直观的想法是在主动学习的每次迭代过程中有区分性地选择正样本和负样本，以进行后续的手工标注。然而，由于分类器的误差，假阳性（FP，被推断为药品不良反应相关文本，但实际是药品不良反应无关文本）和假阴性（FN，被推断为药品不良反应无关文本，但实际为药品不良反应相关文本）是不可避免的，如图 2-7 所示。在理想情况下，FP 和 FN 的数量相等，在进行手工标注时，属于真正的正样本集（POS_{true}）和真正的负样本集（NEG_{true}）的样本数量相同。然而，在药品不良反应相关文本识别任务中，情况并非如此。严重不均衡的数据分布导致了本任务的低精度和高召回率，这意味着 FP 的数量远远大于 FN。因此，在利用主动学习选择出的待标记样本中，真正是正样本的数量（POS_{true}）会大大少于真正是负样本的数量（NEG_{true}）。为了降低标注数据的非均衡程度，增加 TP 的数量是十分重要的，即在人工标注时，最大限度地保证分类器自动选择的候选正样本是真正的正样本。为了实现这一目标，在主动学习中选择候选正样本时，需要选择置信度最高的样本，这类似于在半监督学习中采用的策略。与之相反，当选择候选负样本时，按照传统的主动学习方法，应选择信息量最大的样本。图 2-7 所示的例子表明，该样本选择策略使新标注样本的数据不均衡程度得到了显著降低。

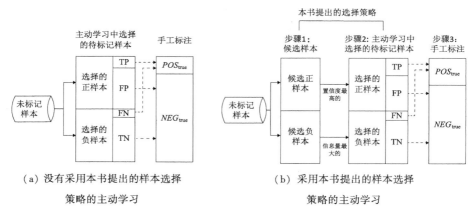

图 2-7　本书提出的选择策略的动机

在详细介绍本书提出的样本选择策略之前，首先简要介绍一种著名的多视图主动学习方法 Co-test[125] 中的样本选择机制。在 Co-test 方法中，首先，识别在不同视图之间预测类别存在一定程度分歧的样本。然后，为了确定最终交付给人工进行标注的样本，Co-test 对正负样本的选择采用了统一的标准。受这些方法的启发，本书提出的样本选择策略以类似的方式工作。然而，与 Co-test 不同，本书中的样本选择策略有区分地选择潜在正样本和潜在负样本，主要包括两个步骤：首先发现候选的正样本和负样本，然后对候选的正样本和负样本采用不同的选择标准确定最终的正样本和负样本，并等待人工标注。

2. 候选正负样本的选择策略

（1）寻找候选正样本

对于候选正样本集的生成，需要选择置信度高的样本。因此，本书借鉴基于分歧的半监督学习相关工作，如 Co-training[126]、Tri-training[127] 和 Co-Forest[128]。具体来说，首先在每个视图下训练初始分类器。对于视图 i，采用"多数教少数"的策略，用其他分类器的预测类别测量未标记样本 x 的置信度。计算公式为

$$\varphi(x,i) = \frac{\max(m, N-1-m)}{N-1} \qquad (2\text{-}20)$$

式中，N 表示分类器的数量（即视图的数量）；m 是将样本 x 分类为正类的其他分类器的数量。对于一个样本来说，只有满足以下条件，才被认为是一个候选正样本：$\varphi(x,i) > \theta$，θ 表示预定义的阈值；$m \geqslant \dfrac{N-1}{2}$，表示其他分类器基于多数投票策略预测样本 x 是药品不良反应相关文本（正类）。

（2）寻找候选负样本

为了挑选视图 i 下的候选负样本，选择被该视图下对应分类器预测为负的样本。采用这种策略主要考虑了以下两个原因：FN 的数量相当；FN 可以贡献 POS_{true}，这有利于降低新选择标注样本的不均衡程度。

3. 最终人工标注的样本选择策略

（1）待人工标注的正样本选择

在候选正样本中，通过引入额外的置信指标[129] 来加强对置信度的保障。具体来说，对于每个视图 i，为了度量未标记实例 x 的置信度，使用在其他视图中该样本的熵的最小值。计算公式为

$$C(x,i) = \mathrm{argmin}_{j=1,2,\cdots,N;\ j \neq i}(-E_{h_j} \times H(x,j)) \qquad (2\text{-}21)$$

式中，E_{h_j} 是视图 j 下对应的分类器 h_j 的误差；$H(x,j)$ 的计算公式为

$$H(x,j) = -\sum_{c=1}^{2} P_{jc}(x) \log P_{jc}(x) \qquad (2\text{-}22)$$

基于式（2-21）计算的置信度，对候选正样本进行降序排列，排名最靠前的样本被选择用于人工标注。图 2-8 描述了视图 1 下选择人工标注正样本的过程。对于其他视图，正样本选择策略以相同的方式开展。

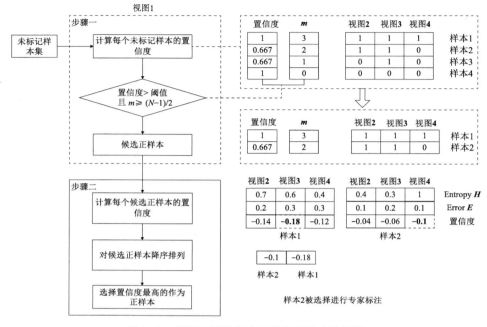

图 2-8　视图 1 下选择人工标注正样本的过程

（2）待人工标注的负样本选择

给定候选负样本集，对于每个视图 i，使用在其他视图下计算的未标记样本 x 的置信度的最大值作为 x 的额外置信度。计算公式为

$$C^{'}(x,i) = \mathrm{argmax}_{j=1,2,\cdots,N;\ j \neq i}(-E_{h_j} \times H(x,j)) \qquad (2\text{-}23)$$

低置信度表示高信息量。因此，为了选择信息量最大的样本，根据式（2-23）计算的置信度，对候选负样本进行升序排列。排名靠前的样本被视为潜在的负样本，由专家对这些样本进行标注。

2.2.4　MVAL4D 的伪代码

本书提出的 MVAL4D 方法的伪代码如算法 2-1 所示。MVAL4D 方法具有可扩展性和良好的泛化能力。关于可扩展性，第一，其他方法派生的文档表征可以自然地合并到 MVAL4D 中（添加新视图）；第二，在选择主动学习中属于多数类别的样本时（本书中为负类），可以采用主动学习文献中广泛采取的其他指标。在泛化性方面，MVAL4D 可以泛化到其他面临类似挑战的任务中。第一，本书提出的样本选择策略可以应用于其他在不平衡数据上实施主动学习的任务；第二，本书提出的视图生成机制有利于其他多视图学习，如多视图半监督学习。

算法 2-1 MVAL4D

输入：

L：初始标记样本集

U：未标记样本集

N：视图的个数

L_i：视图 $i(i = 1, 2, \cdots, N)$ 下的标记样本集

h：分类学习算法

T：最大迭代次数

$L_i^{'}$：每轮迭代中视图 $i(i = 1, 2, \cdots, N)$ 下的分类器选择的待标记样本集

K：每轮迭代过程中选择的总样本数

θ：置信度阈值

q：选择的潜在负样本的个数/选择的潜在正样本的个数（$0 \leqslant q \leqslant 1$）

过程：

1. 利用不同方法（如 Doc2vec、平均 Word2vec、SAE 和手工特征工程）派生的文档表征生成的 N 个视图。

2. 在初始标记样本集上，利用欠采样方法处理非均衡问题 $L_i \leftarrow undersample(L)$（$i = 1, 2, \cdots, N$）。

3. 为每个视图训练一个分类器：$h_i \leftarrow h(L_i)$（$i = 1, 2, \cdots, N$）。

4. 对于每个视图 $i(i = 1, 2, \cdots, N)$，选择待标记样本 $L_i^{'}$：

    4.1 为了识别潜在正样本，从未标记样本集 U 中选择 $\dfrac{K}{N \times (1 + q)}$ 个置信度最高的候选正样本组成 $POS_i^{'}$。

    4.2 为了识别潜在负样本，从未标记样本集 U 中选择 $q \times |POS_i^{'}|$ 个信息量最大的候选负样本组成 $NEG_i^{'}$。

    4.3 $L_i^{'} \leftarrow POS_i^{'} \cup NEG_i^{'}$。

5. 获得不同视图选择的待标记样本的并集 $L^{'} = L_1^{'} \cup L_2^{'} \cup \cdots \cup L_N^{'}$ 进行标注。

6. 对每个视图，将其他视图选择的带有真实标签的样本添加到目前的标记样本集中，$L_i \leftarrow L_i \cup undersample(L_j^{'})$（$j = 1, 2, \cdots, N; j \neq i$）。

7. 从未标记样本集中将一轮迭代标记的样本去除，$U = U - L^{'}$。

8. 重复步骤 3~7 T 次或直到 $U = \phi$。

输出：$F(x) = \mathop{\arg\max}\limits_{y \in Y} \sum\limits_{i=1}^{N} 1(y = h_i(x))$。

2.2.5　实验设置

1．实验数据集

本书使用一个开源数据集[17]来评估所提出框架的有效性，本数据集包含10822个样本。由于隐私的原因，发布的数据集中并不直接包含实际的推文。根据推特ID和用户ID下载了每条对应的推文。由于一些用户删除了相应的推文，最终一共收集了7060个样本，其中包括6304个负样本（药品不良反应无关）和756个正样本（药品不良反应相关）。正样本和负样本的数量比约为1∶8.34，呈现出显著的非均衡性。此外，为了支持无监督文档表征的学习，从一个与健康有关的论坛中收集了大约200万个文本。随后进行数据预处理，如文本分词、删除短句、使用自定义正则表达式删除超文本标记语言（HTML）标记，以及将文本转换为小写。在探索浅层语言特征时，去掉了频率小于3的词。

2．评估指标

为了评估MVAL4D的性能，使用了平均准确率（AA）和受试者工作特征（Receiver Operating Characteristics，ROC）曲线下面积AUC。前一种评价指标被广泛应用于分类任务，而AUC更适用于不均衡数据集。

3．比较方法

本书通过一系列实验评估了MVAL4D的有效性。实验A探索了不同的文档表征组合，以探索各种文档表征之间的互补性。实验B评估了所提出的样本选择策略在提高预测性能方面的有效性。实验C进一步检查了MVAL4D的有效性，并与使用不同文档表征和所有标注样本的监督学习（即不使用主动学习）以及另一种基准方法（即微调BERT模型）进行了比较。在所有实验中，均使用了10次交叉验证。

4．实验设置

本书采用SVM作为分类算法，并使用WEKA❶包中的LibSVM实现。对

---

❶　Weka 3：Machine Learning Software in Java：Version 3.6.10［EB/OL］．（2013-01-25）［2015-12-23］．http：//www.cs.waikato.ac.nz/ml/weka/.

于所有实验，算法 2-1 中的 q 被设置为 0.4。本书使用 Gensim❶ 包实现了 Doc2vec；采用 bert-as-service❷ 调用了 BERT 预训练模型，即 BERT-base 和 uncase 模型，并且没有进行微调；SAE 模型中每一层的隐藏维度分别设置为 10000、5000 和 300。基于 WEKA.jar 实现了本书提出的 MVAL4D 方法，开展了必要的调参工作，确定了几个重要的超参数的取值，见表 2-7。除非另有说明，所使用的其他超参数均取其默认值。表 2-8 列出了一些实验中涉及的缩写及其描述。实验中不同样本选择策略的比较如图 2-9 所示。

表 2-7　用于各种文档表征的一些参数

文档表征	#特征	C in SVM	Window	Min_count	Max_seq_length
Doc2vec	128	16	5	60	—
BERT	768	4	—	—	35
SAE	300	16	—	—	—
特征工程	15657	256	—	—	—

表 2-8　实验中涉及的缩写及其描述

	缩写	描述
基于文档表征的视图生成机制	D2V_BERT_SAE_FE	融合 Doc2vec、预训练的 BERT、SAE 和基于特征工程提取的特征
	D2V_FE	融合 Doc2vec 和基于特征工程提取的特征
	BERT_FE	融合预训练的 BERT 和基于特征工程提取的特征
	SAE_FE	融合 SAE 和基于特征工程提取的特征
	D2V_BERT_SAE	融合 Doc2vec、预训练的 BERT 和 SAE
样本选择策略	MVAL4D_Same	采用基于信息量的选择指标分别选择潜在正负样本
	MVAL4D_WithoutPosNeg	采用基于信息量的选择指标选择样本（不区分正样本和负样本）

---

❶　Gensim［EB/OL］.［2020-01-01］. https：//radimrehurek.com/gensim/.

❷　bert-as-service［EB/OL］.［2020-02-13］. https：//bert-as-service.readthedocs.io/en/latest/.

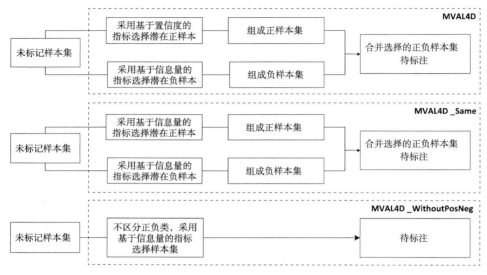

图 2-9　实验中不同样本选择策略的比较

2.2.6　实验结果与分析

1. 实验 A：不同视图配置的有效性

本节比较了五种融合了不同文档表征的视图配置，其中每个文档表征都被视为一个视图。这五种视图配置中的四种同时使用了数据驱动的文档表征和领域相关的文档表征（"D2V_BERT_SAE"除外）。除了报告了由 MVAL4D 获得的结果，表 2-9 还提供了在相同视图配置下，采用"MV_SL"方法得到的结果，即在每个视图下使用相同数量的标记样本训练分类器，并基于多数投票融合不同视图下的各分类器。在表 2-9 中，最高的 AA、AUC 以及它们相对于"MV_SL"的提升（表示为"$AA\uparrow$"和"$AUC\uparrow$"）被加粗表示。由表 2-9 可知，基于 Doc2vec 和特征工程的文档表征的配置（即"D2V_FE"）获得了最高的 AA 值、AUC 值和 AUC 提升（分别为 82.51%、0.8823 和 1.71%）。此结果验证了 Doc2vec 派生的表征和基于领域知识的文档表征的互补性质。此外，使用"D2V_FE"优于"D2V_BERT_SAE_FE"，这一结果也表明，直接拼接更多的特征不一定能获得更好的结果，原因可能是所使用的训练数据集规模较小，引入更多特征导致了特征高维性。此外，对于每个视图配置，MVAL4D 方法采用主动学习都获得了比"MV_SL"更好的性能，证明了 MVAL4D 方法的有效性。在所有视图配置中，在"D2V_BERT_SAE_FE"上实施 MVAL4D 的 *AA* 值和 *AUC* 值的标准差最小，分别为 0.010 和 0.018，说明同时探索不同的文档表征有助于提升模型的鲁棒性。

表 2-9 不同视图配置下 MVAL4D 的性能

视图配置	MVAL4D *Recall*		MV_SL *F1-score*		*AA*↑（%）	*AUC*↑(%)
	AA（%）	*AUC*	*AA*（%）	*AUC*		
D2V_BERT_SAE_FE	82.04	0.8816	76.57	0.8705	7.14	1.27
D2V_FE	82.51	0.8823	77.69	0.8675	6.20	1.71
BERT_FE	81.90	0.8734	77.12	0.8697	6.19	0.42
SAE_FE	81.95	0.8751	77.32	0.8691	5.98	0.70
D2V_BERT_SAE	81.73	0.8748	75.40	0.8633	8.40	1.33

2. 实验 B：不同选择策略的有效性

为了在不平衡数据集上有效地进行主动学习，本书定制了一种样本选择策略。为了评估该样本选择策略的有效性，将其与另外两种策略进行了比较，即"MVAL4D_Same"和"MVAL4D_WithoutPosNeg"。此外，为了便于比较，也实施了采用保守选择策略的 Co-testing 方法。图 2-10 和图 2-11 的结果表明，本书提出的样本选择策略在 *AA* 和 *AUC* 两个指标上都优于其他样本选择方法。

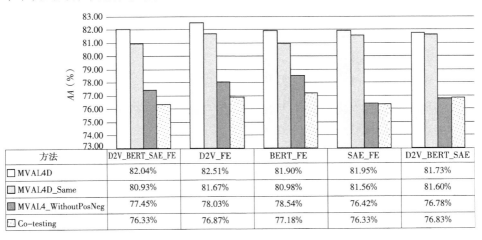

方法	D2V_BERT_SAE_FE	D2V_FE	BERT_FE	SAE_FE	D2V_BERT_SAE
□ MVAL4D	82.04%	82.51%	81.90%	81.95%	81.73%
□ MVAL4D_Same	80.93%	81.67%	80.98%	81.56%	81.60%
■ MVAL4_WithoutPosNeg	77.45%	78.03%	78.54%	76.42%	76.78%
□ Co-testing	76.33%	76.87%	77.18%	76.33%	76.83%

图 2-10 不同样本选择策略的 *AA* 比较

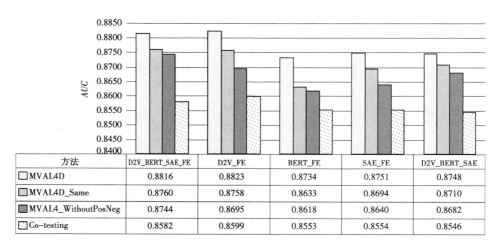

方法	D2V_BERT_SAE_FE	D2V_FE	BERT_FE	SAE_FE	D2V_BERT_SAE
☐ MVAL4D	0.8816	0.8823	0.8734	0.8751	0.8748
▨ MVAL4D_Same	0.8760	0.8758	0.8633	0.8694	0.8710
▨ MVAL4_WithoutPosNeg	0.8744	0.8695	0.8618	0.8640	0.8682
▨ Co-testing	0.8582	0.8599	0.8553	0.8554	0.8546

图 2-11   不同样本选择策略的 *AUC* 比较

3. 实验 C：提出的方法与其他方法的比较

在实施 MVAL4D 方法时，在本实验中使用了"D2V_FE"，因为其在实验 A 中的表现最好。本实验将 MVAL4D 方法与三种类型的基准方法进行了比较：基于多数投票的集成（融合了使用不同文档表征训练的多个分类器）、使用单个文档表征的有监督分类器以及微调的 BERT 模型。所有基准方法都使用训练数据集中全部带标签的样本进行训练，前两种基准方法的名称后缀为"SL"，即"Supervised Learning"的缩写。"FE_SL"表示使用基于特征工程的文档表征。如图 2-12 和图 2-13 所示，本书提出的 MVAL4D 方法优于所有基准方法。此外，值得注意的是，与基准实验中采用 6354 个标记样本相比，MVAL4D 中标记的样本数量更少（5146 个标记实例）。这一优势降低了标注成本，提高了通过社会媒体进行药品安全监测的可行性。此外，在大多数情况下，属于第一种类型的基准方法通常比基于单个文档表征的模型泛化能力更强。此外，观察"BERT_SL"和"BERT_FE_SL"的性能也很有趣。具体来说，使用单一的基于 BERT 的文档表征得到的 *AA* 和 *AUC* 都较低，分别为 75.64% 和 0.8615。然而，结合 BERT 和基于特征工程的领域相关特征后，"BERT_FE_SL"的 *AUC* 值较"BERT_SL"和"FE_SL"有了明显的提高，*AUC* 值为 0.8764，仅比 MVAL4D 方法的性能差。这一发现有力地说明了基于特征工程的领域相关特征和数据驱动的特征可以相互补充，同时利用它们有助于提升预测性能。

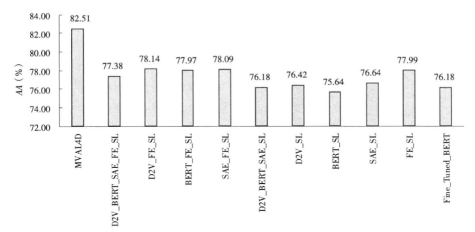

图 2-12　与监督学习的 *AA* 比较

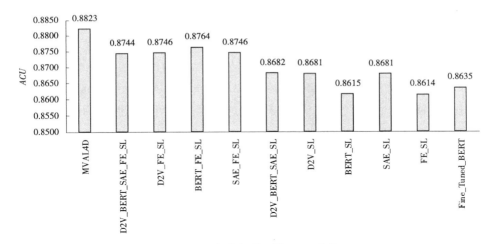

图 2-13　与监督学习的 *AUC* 比较

4. 讨论

　　首先，我们分析了被基于特征工程的方法或数据驱动的方法（如 Doc2vec）错误分类的，但被 MVAL4D 正确预测的文本。研究发现，MVAL4D 可以有效地处理各种不规范表达和非标准术语。例如，对于文本 "This night of no sleep is brought to you by Vyvanse"，基于特征工程的传统方法预测其为药品不良反应无关文本，但 MVAL4D 可以正确识别出其为药品不良反应相关文本。这是因为 MVAL4D 中包含了基于深度学习的文本表征，增强了其捕获语义信息的能力。此外，分析表明，Doc2vec 在处理短文本以及区分药品不良反应和药物适应症方面的能力有限。通过包含特定领域的知识，MVAL4D 可以在一定程度上解决这一问题。例如，MVAL4D 可以正确地预测文本 "Depression hurts, cymbalta can help"，但该文本无法被只基于 Doc2vec 的模型正确地预测。上述发现支持了本书融合数据驱动的语义信息和领域相关信息的动机。此外，研究者分析了 MVAL4D 产生的假阴性和假阳性。MVAL4D 无法处理的常见情况包括：①文本太短，不能提供足够的信息，如 "#restlesslegs #quetiapine"；②对药品不良反应的解释和客观描述，不表现个人主观情绪，如 "Slept 11h last night on seroquel"；③对药物其他方面的负面感受，如 "I am run out of vyvanse so fast" 和 "this lozengetaste like shit"；④描述药物适应症和否定的不良反应的文本，如 "Taken more paracetamol to dull the aches"。

2.3　小结

本章旨在从社会媒体上的海量文本数据中识别出药品不良反应相关文本。鉴于社会媒体上文本的不规范性和表达多样性，利用多种深度神经网络获得了文本表征；鉴于本领域存在大量外部知识库，提取了丰富的领域知识特征。基于层次注意力机制对以上两类特征进行了融合。实验结果表明，以上两类特征是可以互相补充的，获得了比只采用单一类型特征更好的性能，注意力机制也比其他融合策略更加有效。本模型不仅提升了药品不良反应相关文本识别模型的性能，也增加了其健壮性。

鉴于药品不良反应相关文本和无关文本的类别不均衡性以及巨大的标注成本和专家经验依赖性，提出了一种面向非均衡数据的、利用多种文档表征的多视图主动学习方法。具体来说，提出了一种视图生成机制开展多视图主动学习，即将每个文档表征视为一个视图，以此方式同时探索不同类型的信息；设计了一种新的样本选择策略，分别采取置信度导向和信息量导向的措施，选择潜在的正样本和潜在的负样本。实验结果表明，与基准方法相比，该方法具有更强的泛化能力。本书在方法层面和应用层面都有贡献：在方法层面，第一，提出的视图生成机制可以推广到其他文本分类任务；第二，所提出的样本选择策略可以指导其他面临数据不均衡问题的文本分类任务。在实际应用方面，与基准方法相比，本书提出的方法可以利用更少的标记样本获得更好的性能。该 ADR 相关文本识别模型的有效性和高效性为 ADR 提取任务的完成奠定了坚实的基础，提高了利用社会媒体数据监测药品安全的可行性。

第3章

药品不良反应命名实体识别

本章首先构建了基于条件随机场的药品不良反应实体识别模型，作为参与比较的基准模型之一。然后，基于 Bi-LSTM 和 CRF 提出了 Bi-LSTM-CRF 方法，并在此基础上构建了基于 Bi-LSTM-CRF 的药品不良反应实体识别模型。

3.1 基于传统 CRF 的药品不良反应实体识别模型构建

3.1.1 条件随机场

CRF 以给定的随机变量为输入，以随机变量的条件概率分布为输出。它是一种持续优化的最大熵模型，运用全局归一化的方法，凭借随着状态改变的特征权重和全局最优的特征权值避免序列标注中的数据偏倚现象。CRF 可用于词性标注、句法分析、实体识别。对于观测序列 $O_{1n} = O_1, O_2, \cdots, O_n$，与之对应的状态序列 $S_{1n} = S_1, S_2, \cdots, S_n$ 存在的条件概率计算公式为[130]

$$P(S \mid O) = \frac{1}{Z_O} \exp\left(\sum_{i=1}^{n} \sum_{j=1}^{m} \lambda_j f_j(S_{i-1}, S_i, O, i) \right) \qquad (3-1)$$

式中，Z_O 表示状态序列的标准化因子；f_j 表示随状态改变的特征函数；λ_j 表示全局的特征权重。通过训练得到最优的特征权重，再运用 Viterbi 算法[131] 获得全局最优的标记序列。

3.1.2　特征提取

借鉴参考文献［9］，本书使用上下文特征、词性特征、否定特征、基于词典的特征及基于词向量的聚类特征。参考文献［9］已经验证了以上各类特征的有效性。本章将 CRF 作为基准实验，使用以下五类特征。

1. 上下文特征（Context）

参照参考文献［9］的研究，分别用 t_{i-3}，t_{i-2}，t_{i-1}，t_i，t_{i+1}，t_{i+2}，t_{i+3} 表示当前词及其前后三个词。

2. 词性特征（POS）

词性特征的取值有名词（n）、动词（v）、副词（d）、形容词（a）等。模型可根据当前词及其前后词的词性，自动归纳出可能组合为药品不良反应实体的各种语言结构，有助于判断多个词语的组合是否构成不良反应。

3. 否定特征（NEG）

本特征表示当前词语是否为否定词的二元特征，"1"表示是，"0"表示不是。通过遍历否定词列表进行标注。否定词列表包含的词主要有 no，not，nothing，none，neither，never，nowhere，without，unless，absence 等。

4. 基于词典的特征（Lexicon）

本特征是判断当前词是否存在于预先编制的不良反应词典中的二元特征，"1"表示存在，"0"表示不存在。主要使用 CHV、MedDRA 和 SIDER 构建了不良反应词典。

5. 基于词向量的聚类特征（Cluster）

基于预先训练的词向量计算词语间的相似性，并基于 K-means[132] 算法进行聚类，得到基于语义相似性的聚类特征。

表 3-1 列出了示例文本 "250 days 15 rivaroxaban diary neck ache and lower back pain had to kneel on floor to get out of bed" 中部分词语的 CRF 特征。

表 3-1　示例文本中部分词语的 CRF 特征

词	CRF 特征
diary	$t_{i-3} = \text{days}$，$t_{i-2} = 15$，$t_{i-1} = \text{rivaroxaban}$，$t_i = \text{diary}$，$t_{i+1} = \text{neck}$，$t_{i+2} = \text{ache}$，$t_{i+3} = \text{and}$，Lexicon $= 0$，NEG $= 0$，POS $= \text{JJ}$，Cluster $= 2$
neck	$t_{i-3} = 15$，$t_{i-2} = \text{rivaroxaban}$，$t_{i-1} = \text{diary}$，$t_i = \text{neck}$，$t_{i+1} = \text{ache}$，$t_{i+2} = \text{and}$，$t_{i+3} = \text{lower}$，Lexicon $= 1$，NEG $= 0$，POS $= \text{NN}$，Cluster $= 99$
ache	$t_{i-3} = \text{rivaroxaban}$，$t_{i-2} = \text{diary}$，$t_{i-1} = \text{neck}$，$t_i = \text{ache}$，$t_{i+1} = \text{and}$，$t_{i+2} = \text{lower}$，$t_{i+3} = \text{back}$，Lexicon $= 1$，NEG $= 0$，POS $= \text{NN}$，Cluster $= 99$
and	$t_{i-3} = \text{diary}$，$t_{i-2} = \text{neck}$，$t_{i-1} = \text{ache}$，$t_i = \text{and}$，$t_{i+1} = \text{lower}$，$t_{i+2} = \text{back}$，$t_{i+3} = \text{pain}$，Lexicon $= 0$，NEG $= 0$，POS $= \text{CC}$，Cluster $= 101$

3.2　基于 Bi-LSTM-CRF 的药品不良反应实体识别模型构建

1. LSTM

前馈神经网络（Feed Forward Neural Network，FFNN）是将输入和输出按层次顺序由多个神经元进行连接得到的简单神经网络。数据由输入层进行计算，再经隐含层的变换和加工，最终由输出层输出结果。RNN 是在 FNN 的隐含层中添加环路，使隐含层能同时获取当前输入及上一个时刻隐含层的输出。图 3-1 所示为 RNN 的展开结构。其中，x 为各个时刻的输入，o 为 RNN 的输出，s 为 RNN 隐含层包括的所有结点。RNN 可以将当前时刻隐含层和历史信息结合进行序列处理。

Hochreiter 等[28] 为了解决 RNN 梯度消失的问题，提出了 LSTM。LSTM 单元主要由存储单元、输入门、输出门以及遗忘门构成。通过模型的训练对各个门或者单元的参数进行控制及更新，最终使 LSTM 单元能够高效地利用长距离的历史信息。在自然语言处理任务中，如果只使用单向 LSTM，模型训练只能利用上文信息或者下文信息进行学习；双向 LSTM（Bi-LSTM）[29] 则可结合前向和后向信息，从而提升模型性能。

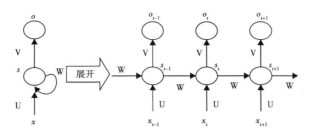

图 3-1　RNN 的展开结构

2. Bi-LSTM-CRF

本书结合了 Bi-LSTM 和 CRF，以充分利用二者的优势，并相互弥补对方的不足。一方面，Bi-LSTM 的引入可以充分利用长距离的上下文信息；另一方面，在 Bi-LSTM 的基础上加入 CRF 层，可以利用 CRF 对序列建模的能力实现序列标注的全局最优[133]。如图 3-2 所示，Bi-LSTM-CRF 的输入为词向量，词向量可最大限度地保留词的语义和语法信息，能有效解决多词一义问题。研究表明[134]，在模型中添加预先训练的词向量能够提升模型的性能。本模型的词向量由参考文献 [9] 提供，将推特上一百多万条未标记的用户推文作为语料库，使用 Word2vec 进行学习，最终得到 26000 多个词的 150 维词向量表示。

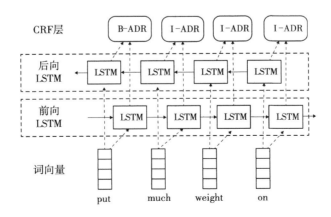

图 3-2　Bi-LSTM-CRF 的结构

Bi-LSTM-CRF 的构造过程如下：

1）完整的句子序列首先进入词向量层，通过查询词向量表，得到该句子序列对应单词的词向量，作为 Bi-LSTM 层的输入序列。

2）对 Bi-LSTM 层的多个参数矩阵进行随机初始化，词向量层得到的输入序列进入 Bi-LSTM 层，同时输入前向 LSTM 层与后向 LSTM 层中进行模型训练，拼接两个方向的 LSTM 输出作为隐含层的输出。

3）CRF 层负责对句子的序列进行标注，利用参数矩阵对每个位置进行标注，基于 Viterbi[24] 算法求解最优路径。

3.3　实验设置

3.3.1　数据集

本书使用开源数据集[9]进行实验，该数据集的部分统计信息见表 3-2。该数据集包括训练集与测试集，类别主要包括药品不良反应和药品适应症。首先，对数据集进行预处理，包括去除重复句子、分词等。本书采用 BIO 方法对原数据集上的标注进行了调整。其中，B（beginning）表示当前词语是药品不良反应实体的首词，I（inside）表示当前词语是药品不良反应实体的非首词，O 表示当前词语不是药品不良反应实体。表 3-3 给出了药品不良反应标注示例。

表 3-2　数据集的部分统计信息

类型	文本总数	token 数	实体数	ADR 数	Indication 数
训练集	426	7396	578	520	58
测试集	165	2824	209	185	24

表 3-3　药品不良反应标注示例

单词	made	me	feel	tired	and	out	of
标注	O	O	O	B-ADR	O	O	O
单词	treat	depression	and	suicidal	thought		
标注	O	B-Indication	O	B-Indication	I-Indication		

3.3.2　实验过程

为了验证基于 Bi-LSTM-CRF 的药品不良反应实体识别模型的有效性，本书进行了系列实验，将其与多个基准模型进行比较，包括基于传统 CRF 的模型、基于前向 LSTM 的模型、基于后向 LSTM 的模型和基于 Bi-LSTM 的模型。

对于基于传统 CRF 的模型，采用 CRF++ 0.58❶ 进行实验。CRF++通过定义特征模板来提取语料中的特征函数，本书构建的特征模板为 Unigram[33] 类型。为了说明第 3.1 节中提取的各类特征的有效性，进行了对比实验，包括使用全部特征（All）、全部特征剔除上下文特征（All-Context）、全部特征剔除词性特征（All-POS）、全部特征剔除否定词特征（All-NEG）、全部特征剔除词典特征（All-Lexicon）和全部特征剔除语义聚类特征（All-Cluster）。对于 LSTM 相关实验，采用 Tensorflow 深度学习框架，基于预训练的 150 维词向量进行，所有参数均采用默认参数。

3.3.3　评价指标

采用常用的分类评测指标，包括精度、召回率和 $F1$-$score$。其中，精度代表正确识别的药品不良反应实体占所有识别出的药品不良反应实体的比例；召回率代表正确识别的药品不良反应实体占实际药品不良反应实体的比例；$F1$-$score$ 综合评估模型的识别性能。本书采用 Partial 不完全匹配方式进行模型评估。

3.4　实验结果与分析

在传统 CRF 实验中，各类特征对社会媒体中药品不良反应实体识别的影响见表 3-4。由表 3-4 可知，对比全部特征，剔除任意一类特征后，$F1$-$score$ 值都有所降低，说明提取的各类特征对社会媒体中药品不良反应实体识别都有正向作用。特别值得注意的是，剔除语义聚类特征（ALL-Cluster）后，获

---

❶ CRF++：Yet Another CRF toolkit：Version 0.58［EB/OL］.（2013-02-13）［2018-04-01］. https：//taku910. github. io/crfpp/.

得了最小的 $F1\text{-}score$ 值。这说明在社会媒体环境下，语义信息对药品不良反应实体识别的标识作用最大。主要原因在于，词向量是基于规模庞大的语料库训练得到的，聚类后每个簇中的词语具有较高的语义相似度。对抽取出的药品不良反应实体的簇特征分布进行分析，如图 3-3 所示，簇"128"出现的频率最高，如"accually，achy，aggitated，aggresive，badly，bitchy，blah"等词都在这一簇中，但这些词并不全部包含在预先编制的药品不良反应词典中。全部特征剔除词典特征（All-Lexicon）的精度值最大，主要原因在于，某些情况下综合上下文语义，某词不是不良反应实体，但该词的词典特征是"1"，则会被预测为不良反应实体，造成错误地将其识别为不良反应实体的现象。当剔除词典特征后，能一定程度上减少这种现象，使得 FP 变小，从而使精度值增大。

表 3-4　CRF 实验结果

类型	精度	召回率	$F1\text{-}score$
All	0.9016	**0.6011**	**0.7213**
All-Context	0.8629	0.5847	0.6971
All-POS	0.9052	0.5738	0.7023
All-NEG	0.9043	0.5683	0.6980
All-Lexicon	**0.9352**	0.5519	0.6942
All-Cluster	0.8621	0.5464	0.6689

注：黑体表示最大值。

使用传统 CRF 模型、前向 LSTM 模型、后向 LSTM 模型和 Bi-LSTM 模型作为基准模型，与 Bi-LSTM-CRF 模型进行比较，结果见表 3-5。由 Bi-LSTM 模型和 LSTM 模型的对比结果可以看出，Bi-LSTM 模型得到的精度、召回率和 $F1\text{-}score$ 值都优于前向 LSTM 与后向 LSTM，这主要是由于 Bi-LSTM 模型比单向 LSTM 模型更加充分地利用了上下文信息。由 Bi-LSTM 模型和 Bi-LSTM-CRF 模型的对比结果可以看出，Bi-LSTM-CRF 模型比 Bi-LSTM 模型取得了更好的 $F1\text{-}score$ 值，这是由于 CRF 能充分利用相邻标签，在全局优化输出的标签序列中，对长度较大及带有修饰词汇的不良反应实体的识别性能较好。例如，"feel like my brain""mipasses out on bed""may not switch you brain"等不良反应实体能被 Bi-LSTM-CRF 模型正确识别，而不能被 Bi-LSTM 模型正确识别。

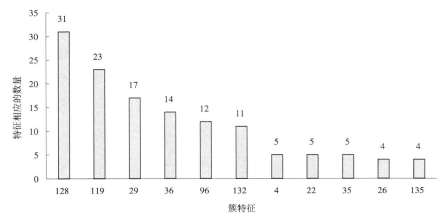

图 3-3　抽取出的药品不良反应实体的簇特征分布

表 3-5　五种模型的实验结果比较

类型	精度	召回率	$F1-score$
CRF	0.9016	0.6011	0.7213
前向 LSTM	0.8240	0.6913	0.7518
后向 LSTM	0.8160	0.6846	0.7445
Bi-LSTM	0.8450	0.7124	0.7730
Bi-LSTM-CRF	0.9149	0.7049	0.7963

为了更细致地分析 Bi-LSTM-CRF 模型在不良反应实体识别中的效果，对 Bi-LSTM-CRF 模型识别出的 129 个不良反应实体和 CRF 模型识别出的 110 个不良反应实体进行比较。通过对比分析发现，能够被 Bi-LSTM-CRF 模型正确识别，而 CRF 模型未识别出的不良反应实体的主要特征为：

1）评论者语言使用习惯的多样性，如 "zap me of all energyive" "mipasses out on bed" 等。

2）文本不规范，存在缩写、拼写错误等情况，如 "siiiiiiiiiiiiiick" "heart wa hurting" "lamictalalmost" "mood ha worsened" 等。

3.5　小结

从社会媒体文本数据中抽取药品不良反应实体是实施药物警戒的重要手段。本章运用文本挖掘和自然语言处理方法，构建了基于 Bi-LSTM-CRF 的药品不良反应实体识别模型，并在某开源数据集上，与多种基准模型进行了对比。实验结果显示，基于 Bi-LSTM-CRF 的药品不良反应实体识别模型的性能优于所有基准方法。

第 4 章

基于组合学习的药品不良反应关系抽取

4.1 基于特征的药品不良反应关系抽取

4.1.1 特征提取

关系抽取任务通常被看作分类问题。基于特征向量的关系抽取方法首先将关系实例映射至 m 维特征向量空间，转化为特征集合 f_1, f_2, $\cdots$, f_m，然后通过机器学习方法训练模型。实施该类关系抽取方法的重点在于特征向量的建立，其是否合适直接影响分类模型的泛化能力。构建特征向量应满足如下要求：最大限度地包含文档重要信息且具有可行性[135]。因此，本节在文献分析的基础上，提取了词汇特征、词性特征、依存结构特征、解析树特征和语义特征。其中，词汇特征、词性特征、依存结构特征和解析树特征具有较强的领域移植性，而语义特征依赖于具体任务。

1. 词汇特征

（1）词特征（Words）

词特征是指将文本中的单个词（bag of words）作为特征，一般将其作为基准特征。关系实例中的实体关系一般以三种模式呈现[58,136]：①第一个实体前的词连同两个实体之间的词（Fore-Between），如"interaction involving［实体 1］and［实体 2］"；②两个实体之间的词，如"［实体 1］associates with［实体 2］"；③两个实体之间和第二个实体之后的词（Between-After），如

"［实体 1］and［实体 2］interact"。实体周围的上下文特征对识别实体间的关系具有重要作用[58,136]。本书选取第一个实体前 m 个词、两实体间的所有词和第二个实体后 m 个词作为词特征。根据参考文献［136, 137］，选取 $m = 3$。同时，考虑到停用词如"a""the"对关系抽取没有特别的识别意义，将停用词从实体周围上下文特征中去除，将剩下的词作为最终的词特征。为了缓解特征稀疏性，将一些特殊符号（如" * "）和数字分别用"_"和"D"代替。N 元词是指由 N 个连续的音节、字符、词等构成的序列，以英文单词为基本单位。选择 N 元词特征同样集中在第一个实体前三个词、两实体间的所有词和第二个实体后三个词。在这些范围内，N 分别设为 2 和 3，即分别选择二元词特征（bi-grams）和三元词特征（tri-grams）。N 元词特征能捕捉短语搭配信息，可以有效地描述实体上下文信息。

（2）位置特征（RPET）

关系类型和两实体的位置结构是有关联的[138]。同时，实体类型对某些关系也具有较强的识别作用，如人物和组织之间通常有雇佣的关系。结合药品不良反应关系抽取的具体任务，实体类型只包含药品和症状两种，且两类实体只包含"Separated"的位置关系[138]。本书提取了两个位置特征，即"drug_before"和"event_before"，用来标识两实体的相对位置关系。

（3）实体距离特征（Overlap）

两实体之间的距离在一定程度上可以标识实体间是否存在关系[48,49]。本书选取实体间词的个数，将实体间药品实体的个数及实体间症状实体的个数作为实体距离特征。

2. 词性特征

词性（POS）是指以词的特点作为划分词类的依据。从语言学角度来看，不同词性在文本句法结构中扮演着不同的角色，具有不同的功能[139]。词性标注是句法解析的第一步，可以有效区分词法不同但词形相同的词语。例如，"cause"根据上下文信息既可能是名词，也可能是动词，因此识别词语的语法形式时既要考虑词语本身，也要考虑其上下文信息[60]。相关研究已经表明，词性信息对话题检测[140]、文本聚类[139]、情感分析[141,142]、特征选择[143]、文本语义相似度计算[144,145] 等都有重要影响。在 Penn Treebank 中的词性及其与一般化词性的映射关系见表 4-1。本书将词特征对应的词性信息按照与词特征相同的配置加入特征向量中，包括相应的一元词性、二元词性和三元词性特征，即 POS-unigram、POS-bigram 和 POS-trigram。

表 4-1　词性和一般化词性的映射关系

词性	一般化词性	词性	一般化词性
CC	Conjunction	RB，RBR，RBS	Adverb
CD	Number	RP	Particle
DT，PDT	Determiner	TO	To
IN	Preposition	UH	Interjection
JJ，JJR，JJS	Adjective	VB，VBD，VBG，VBN，VBP，VBZ	Verb
NN，NNS，NNP，NNPS	Noun	WDT，WP，WP＄，WRB	WH-words
POS	Possessive Ending	EX，FW，LS，MD，SYM	Others
PRP，PRP＄	Pronoun		

3. 依存结构特征

依存结构首次由法国语言学家 L·泰尼埃尔（L. Tesniere）提出。在依存结构中，句法结构由语言单元内成分之间的依存关系表示。依存结构是词汇化的，在依存图中，结点表示文本中的单词，边表示单词间的句法依赖类型。直接相连的两个词构成一个依存对，其中一个是支配词，另一个是从属词，且依存关系由从属词指向支配词。如图 4-1 所示，"Beta_Blockers，（nsubj），gave"表示"gave"依赖"Beta_Blockers"，且"Beta_Blockers"是"gave"的直接主语。依存结构不着眼于句子的固定词序，它可以捕获句中长距离词汇的句法依存关系。

对于关系抽取任务，连接两实体的最短依赖路径包含最重要的信息[61]。因此，采用 Dijkstra 算法抽取依存图中连接两实体的最短路径，如图 4-1 中两实体间的最短依赖路径为"headaches，dobj，gave，nsubj，Beta_Blockers"。在此最短依赖路径的基础上，构造 v-walk 和 e-walk（SDPW）作为部分依存结构句法特征，其中"walk"的长度选为 3[83]。"walk"是指交替的结点和边的序列，如果以结点开始、以结点结束，称为 v-walk；如果以边开始、以边结束，则称为 e-walk。同时考虑到词性信息的重要性，在特征向量中加入了相应的 POS-walk 和 generalized POS-walk。generalized POS 较 POS 更具一般性，见表 4-1。同时，谓词（predicate）通常对识别两实体间的关系有指示作用[83]，这里谓词是指最短依赖路径上的某一结点，连接该结点的两条边的方向不同。谓词相应的 POS 和 generalized POS 也同样作为依存结构句法特征。此外，还向特征向量中加入了最短依赖路径的长度（#SDP）。

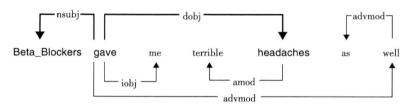

图 4-1　依存结构示例

4. 解析树特征

解析树是上下文无关短语结构语法的树形表示，如图 4-2 所示。其中，树中的非叶子结点代表短语标记或词性标记，叶子结点代表句中词汇。参考依存结构句法特征，提取解析树中连接两实体的最短路径，将两实体分别替换成"实体 1"和"实体 2"，以提高泛化能力。解析树句法特征包括在最短路径上实施的三元词（SPW）、最低公共父结点（Lowest Common Ancestor，LCA）、最短路径长度（#SP）、第一个实体到 LCA 的长度（#SPL）和 LCA 到第二个实体的长度（#SPR）。

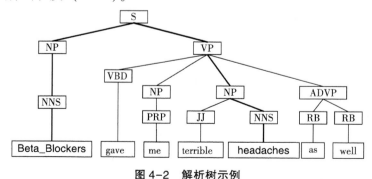

图 4-2　解析树示例

5. 语义特征

如第 2.1.2 节所述，本领域有丰富的外部知识库资源，本书为了识别药

品和症状实体之间的关系，探索了 UMLS 语义类型和语义组别。针对本书的
特定任务，为了描述比药物和症状实体更一般化的特征，在特征向量中加入
关系实例中两实体的语义类型（UMLS type）和语义组别（UMLS group）。其
中语义组别为比语义类型粒度更粗的概念，目前，133 种语义类型可以映射到
15 种语义组别中。此外，病人在社会媒体中描述药品治疗经验时，除描述药
品不良反应外，还经常有其他的药品—疾病（症状）的关系。最常见的其他
关系类型包括三种：第一种是描述药品对疾病有治疗作用（indication）；第二
种是描述药物对疾病有预防作用（prevention）；第三种是描述否定的药品不良
反应。网络健康社区中药物和疾病/症状间关系类型示例见表 4-2。

表 4-2　网络健康社区中药物和疾病/症状间关系类型示例

帖子标识	句子	关系类型
219740	Since I started beta blockers [药] I have also had dizzy [疾病/症状] feelings, and I know it's from the med	药品不良反应
20473	I was taking Hyzaar [药] and Norvasc [疾病/症状] for my hypertension [疾病/症状]	适应症
8309	I have never [否定] had dizziness [疾病/症状] with from Warfarin [药], betablockers [药], yep they can cause dizziness	否定的药品不良反应
84495	It is true the betablocker [药] maintains a lower heart rate, but it also stabilizes the heart rate to prevent arrhythmia [疾病/症状] (very fast heart rate that can harmful for some individuals)	预防
236521	If they essentially appear with lowheartrate [疾病/症状], betablockers [药] usually don't work	其他

在美国，FAERS 数据库中存储了常见的药物适应症，即有治疗关系的药
物—疾病对，为了识别药物治疗关系，可以将句中提取的药物—疾病（或症
状）对与 FAERS 中 INDI 相关文件内的药物—疾病对进行匹配，如果匹配成
功，则认为该药物—疾病对间有治疗关系。对于预防关系的识别，自定义了
一系列标识预防关系的规则，如果关系实例匹配了其中一个规则，则认为该
药物—疾病间有预防关系。对于否定的药品不良反应，在医学文本中描述的
疾病经常存在被否定的情况，即病人没有患该种疾病[110]。Liu 等[146] 发现，
在某心脏病健康社区同时包含 "beta blocker" 和至少一种疾病的句子中，9%

的句子是否定的。而词汇特征和句法特征不能对这一情况进行有效的识别。因此，需要利用 NegEx[110] 判断句中出现的特定疾病是否是被否定的。NegEx 算法是基于正则表达式 "<UMLS term> ＊ <negation phrase>"，如果句子匹配该正则表达式，则被标记为 "Negated"，即该疾病是被否定的；否则被标记为 "Affirmed"，即该疾病不是被否定的。

此外，特征权重即特征值一般会影响文本分类算法的性能[147,148]，本书选取经典的 term present 作为特征权重。表 4-3 中的特征抽取实例对关系实例 "Beta blockers gave me terrible headaches as well" 提取的特征进行了示例说明。在此关系实例中，"Beta blockers" 为抽取的药品实体，"headaches" 为抽取的症状实体。

表 4-3　特征抽取实例

特征集	特征小类	特征值
词汇特征	Words	Unigram_between：gave，me，terrible Unigram_after：well Bigram_between：gave_me，me_terrible Trigram_between：gave_me_terrible
	Position	drug_before
	Overlap	number of tokens：3
词性	POS	Unigram_between：VBD，PRP，JJ Unigram_after：RB Bigram_between：VBD_PRP，PRP_JJ Trigram_between：VBD_PRP_JJ
解析树特征	SPW	EN1_NNS_NP；NNS_NP_S；NP_S_VP；S_VP_NP；VP_NP_NNS；NP_NNS_EN2
	#SP	8
	LCA	S
	#SPR	4
	#SPL	3

特征集	特征小类	特征值
依存结构特征	#SDP	5
	SDPW	headaches_dobj_gave，dobj_gave_nsubj，gave_nsubj_Beta_Blockers NNS_dobj_VBD，dobj_VBD_nsubj，VBD_nsubj_NNS，Noun_dobj_ Verb，dobj_Verb_nsubj，Verb_nsubj_Noun
	Predicate	word：gave；POS：VBD；generalized POS：Verb
语义特征	Indication	无相关特征
	Negation	无相关特征
	Prevention	无相关特征
	UMLS group	CHEM_drug；DISO_event
	UMLS type	phsu_drug；sosy_event

4.1.2　特征选择

社会媒体上用户生成内容通常具有其自身的特征，如包含大量的拼写错误、语法错误、不规范缩写[149]，并且由于自然语言的复杂性，在社会媒体中，同义词及表达多样性现象屡见不鲜。这些特点导致了基于社会媒体数据建立的特征向量一般具有高维性且包含大量冗余或不相关的特征。因此，有必要对原始特征向量进行维数约简，剔除不相关或冗余特征，从而减少噪声数据干扰，提高分类效率和性能，并避免过拟合[150,151]。维数约简一般分为两种方式：特征抽取（feature extraction）和特征选择（feature selection）[151]。前者在原始特征的基础上，通过线性（或非线性）组合，将高维特征空间映射至低维特征空间，产生新的"二次特征"（即映射至低维空间得到的特征）。典型的特征抽取方法包括主成分分析、潜在语义分析、独立成分分析等。特征抽取方法多数情况下需要对所有的原始特征进行转换，一般具有较高的计算复杂度，且这类方法产生的"二次特征"的可解释性较差。鉴于此，特征抽取不太适用于社会媒体特征向量。与特征抽取不同，特征选择根据某种评估标准，从原始特征空间中选择一个特征子集，其计算速度快、效率高、可理解性较强[151]。因此，本书采用特征选择对药品不良反应关系抽取任务中的原始特征向量进行降维约简。

特征选择一般分为过滤型方法（filter）、封装型方法（wrapper）、嵌入型方法（embedded）和混合型方法（hybrid）[151]。在嵌入型方法中，分类学习算法和特征选择同时进行，特征选择发生在分类模型的训练过程中。决策树算法，如 C4.5[152]，是典型的嵌入型特征选择方法。过滤型特征选择不依赖于具体的分类算法，可作为分类算法的预处理过程。该方法一般采用特征子集对类别的区分能力作为评价指标，一般只取决于数据集的分布。因此，过滤型方法的运算效率高、鲁棒性强，适合处理高维数据和大规模数据集。封装型方法在进行特征选择时，针对特定的分类算法，将分类学习算法作为该方法的一个组成部分。具体来说，封装型特征选择方法将分类算法的性能作为评价指标，以度量特征子集的优劣程度，因此得到的特征子集具有较好的性能，但其鲁棒性较差，对不同分类算法的移植性较差。而且，该方法的计算开销大，不适用于高维数据[153]。混合方法[154,155] 结合了过滤型方法和封装型方法的优点，一般在第一阶段首先采用过滤型方法剔除大部分无关特征或噪声，在第二阶段将剩余的特征传递给封装型方法，进一步根据分类算法优化选择的特征子集，因此，该方法运算效率适中，得到的特征子集性能较优。

针对社会媒体数据的高维性，考虑特征选择的效率和对于过拟合问题的健壮性，本书采用过滤型方法[156]。特征选择已被广泛应用于图像处理[157]、文本分类[154,158]、情感分析[159,160]、财务困境预测[161,162]、文本聚类[163] 等领域。Yang[164] 针对文本分类任务，综合比较了五种特征选择方法，但该研究应用的数据为新闻语料和医学文献语料。毛小丽[165] 研究了几种过滤型特征选择方法对关系抽取任务的作用，但结果显示，特征选择并没有提高关系抽取的性能。在噪声数据和冗余数据相对较多的社会媒体环境下，有必要探究特征选择对社会媒体环境下药品不良反应关系抽取的作用。

在过滤型特征选择方法中，信息增益（Information Gain，IG）方法被广泛使用。信息增益以信息论中的信息量为基础，定义为某项特征能为类别区分提供的信息量，即不考虑该特征时文档的熵与考虑该特征后文档熵的差值[166,167]。某项特征的信息增益值越大，说明该特征的类别区分能力越强。因此，基于信息增益的特征选择方法将保留信息增益值较大的特征项，而删除信息增益值较小的特征项。某项特征 t 的信息增益值定义为

$$IG(t)=H(C)-H(C\,|\,t)=-\sum_{i=1}^{m}P(c_i)\log P(c_i)+P(t)\sum_{i=1}^{m}P(c_i\,|t)\log P(c_i\,|t)+$$

$$P(\bar{t})\sum_{i=1}^{m}P(c_i\,|\bar{t})\log P(c_i\,|\bar{t}) \tag{4-1}$$

式中，m 表示类别总数；$P(c_i)$ 表示某类文本在数据集中出现的概率；$P(t)$ 表示特征 t 在文档中出现的概率；$P(c_i\,|t)$ 表示文档包含特征 t 时属于某类的条件概率；$P(\bar{t})$ 表示不包含特征 t 的文档的概率；$P(c_i\,|\bar{t})$ 表示文档不包含特征 t 时属于某类的条件概率。

4.1.3　实验设置

1. 实验数据集

尽管针对社会媒体药品不良反应关系抽取任务，已有少量开源的数据集，但与这些数据集相关的药品一般涉及多种疾病或领域[168]。本章聚焦于糖尿病和心脏病两种疾病。糖尿病是一种在全球范围内影响十分广泛的慢性病。由于其为一种慢性病，患者喜欢在线上分享他们的用药体验、治疗经验等，为药品不良反应知识发现提供了大量的数据支持。关于心脏病，由于心脏病患者经常服用多种药物，以及心脏病对药物代谢的影响，心脏病患者特别容易受药品不良反应的困扰[146]。因此，本书构造了两个用于社会媒体药品不良反应关系抽取的数据集，相关疾病分别为心脏病和糖尿病（分别标记为"HD"和"DF"）。此外，本书使用了一个来源于社交网络的开源数据集作为第三个实验数据集，标记为"TW"。表 4-4 描述了这三个数据集的统计信息。数据预处理包括使用正则表达式删除个人身份信息、URL 和重复的标点符号，以及使用 OpenNLP❶ 将每篇文档分成句子，这意味着以句子为单位提取药品不良反应，而不涉及跨句。

表 4-4　数据集统计信息

数据集	HD			DF			TW	
	整体数据集	训练集	测试集	整体数据集	训练集	测试集	训练集	测试集
#关系实例	19162	1044	256	4068	400	100	605	210

---

❶　Apache OpenNLP［EB/OL］．［2015-01-02］．http：//opennlp.apache.org/.

续表

数据集	HD			DF			TW	
	整体数据集	训练集	测试集	整体数据集	训练集	测试集	训练集	测试集
#句子	2200557	865	210	61226	372	96	—	—
#帖子	261464	841	205	31087	365	89	—	—
#药品种类	172	98	45	461	63	25	56	37
#药品实体	20683	927	227	2721	390	100	730	259
#疾病/症状种类	1058	235	90	343	115	53	652	259
#疾病/症状实体	23694	952	234	2436	382	97	987	324
#药品不良反应	—	258	61	—	186	46	530	178
#非药品不良反应	—	786	195	—	214	54	75	32

注：1. #药品种类是不同药品的个数，#药品实体是药品在句子中出现的次数。例如，如果一种药品出现在 5 个不同的句子中，则#药品种类为 1，而#药品实体为 5。

2. 本书只标注了 HD 和 DF 数据集的一部分实例，因此对于整体数据集来说，#药品不良反应和#非药品不良反应为 "—"。

3. 在 TW 数据集中，本书开展了以 tweet 为基本单位的药品不良反应关系抽取，没有进行句子边界识别，因此，TW 数据集中#句子为 "—"。同时，帖子是网络社区中特有的概念，因此，在 TW 数据集中，#帖子为 "—"。

为了支持监督学习和半监督学习，请三名研究生对 HD 和 DF 随机挑选的部分样本（HD 数据集中的 1300 个实例、DF 数据集中的 500 个实例）进行了标注，标注类别为"药品不良反应关系"和"非药品不良反应关系"。为了计算标注者之间的一致性程度（IAA），三名标注者分别对从 DF 数据集中选取的实例进行了标注，并分别计算了每两个标注者间的 kappa 值，最终得到了 0.718 的平均 kappa 值，说明标注者间的一致性较显著。然后，由一名领域专家解决了三名标注者标注数据的不一致性问题，最终构造了 DF 标准语料库。对于 HD 数据集，将 1300 个随机挑选的关系实例分为三组，每一组指派给一个标注者，以此构建 HD 标准语料库。各数据集中各特征子集包含的特征数量见表 4-5。

表 4-5　各数据集中各特征子集包含的特征数量

特征子集		HD	DF	TW
词汇特征		5303	3000	7386
句法特征	词性	2732	1591	2576
	解析树特征	478	358	474
	依存结构特征	4144	2677	4563
语义特征		24	22	107
总　　计		12681	7648	15106

2. 实验流程

在基于特征向量的药品不良反应关系抽取实验中，采用如下实验设置：
①将每个实验集分为两部分，即训练集（80% 的样本）和测试集（20% 的样本）。训练集和测试集的类别分布与全体数据集类似。②为了避免信息泄露，所有的实验均以篇章为基本单位（document-level），这意味着从同一个句子衍生出的关系实例不允许同时出现在训练集或测试集中。③为了缓解类不均衡问题，在训练集上采取过采样策略，但在测试集上仍保留原始类别分布以充分反映现实情况。④所有提取的特征均只来源于训练集。⑤在训练集上采用 10 倍交叉策略进行特征选择和参数调整，将训练集分为具有相似规模和类别分布的 10 份，用其中的 9 份训练模型，用剩下的 1 份进行模型的评估，如此重复 10 次。本书采用 AA、$F1-score$ 和 AUC 作为评估指标。

在特征选择过程中，定义了参数 ε，其代表选择的特征占所有特征的比例。本章比较了 11 个 ε 值，以确定使用特征的数量。本部分实验均使用支持向量机作为分类算法，使用 SVMlight❶ 作为工具包，采用默认的线性核函数。在参数调整过程中，比较了不同的 ε、c 和 j。表 4-6 列出了参数调整策略和最佳的参数设置。本实验在拥有 3.2 GHz CPU Intel（R）Core（TM）i5-4570 和 8GB 内存的计算机上操作。

---

❶　SVM^{light}，Support Vector Machine：Version 6.02 ［EB/OL］. （2008-08-14） ［2015-12-23］. http：//www.cs.cornell.edu/People/tj/svm_light/.

表 4-6　基于特征的药品不良反应关系抽取参数设置

方法	参数	值	最佳参数设置
基于特征的方法	ε	0.01，0.02，0.04，0.06，0.08，0.1，0.2，0.4，0.6，0.8，1	HD：0.1；0.0625；1 DF：0.2；0.25；1 TW：0.08；0.0625；1
	c	0.015625，0.0625，0.25，1，4，8，16，128，256，512	
	j	0.5，1，2	

4.1.4　实验结果与分析

本部分实验首先比较了 ε 取不同值时社会媒体药品不良反应关系抽取的性能，以确定选择的特征个数；其次比较了不同特征子集对社会媒体药品不良反应关系抽取的有效性；最后对相关结果和选择的特征构成与频次分布进行了讨论。在每组实验中，最好的性能用黑体表示。

1. 采用不同 ε 时社会媒体药品不良反应关系抽取性能

如图 4-3 所示，基于特征向量的药品不良反应关系抽取模型在 HD、DF 和 TW 数据集上得到的最大的 AUC 值分别是 82.5%、81.5% 和 94.2%。得到这些最优性能时，ε 值分别为 $\varepsilon=0.1$，$\varepsilon=0.2$，$\varepsilon=0.08$，即在三个数据集上分别选择 1270 个、1528 个和 1209 个特征。得到最优性能时，较小的 ε 值验证了特征选择的有效性。在每个数据集上，所有选择的特征构成了新的特征集，称为"完整特征集"。

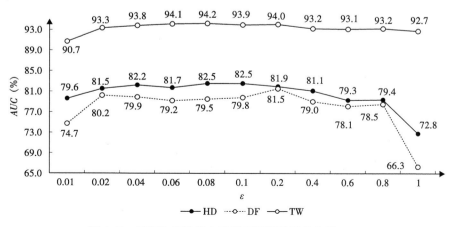

图 4-3　采用信息增益方法利用不同数量特征的 AUC

2. 不同特征子集的药品不良反应关系抽取性能比较

为了验证不同特征子集（词汇特征、词性特征、依存结构特征、解析树特征、语义特征）的有效性，采用 leave-one-out 策略，即首先采用表 4-6 中的最佳参数，使用完整特征集对药品不良反应关系抽取的性能进行评估，然后将某一特定的特征子集从完整特征集中移除，观察性能变化，以此评估该特征子集的有效性。不同特征子集的有效性比较见表 4-7，在 HD 数据集上，当去除依存结构特征时模型性能最好，得到了 81.6% 的 AA、61.2% 的 $F1-score$ 和 78.6% 的 AUC；在 DF 数据集上，当去除词性特征和解析树特征时模型性能最好，得到了 68.0% 的 AA、65.2% 的 $F1-score$ 和 72.2% 的 AUC；在 TW 数据集上，当去除词性特征和解析树特征时，模型得到了最高的 AA 和 $F1-score$，分别为 86.6% 和 92.7%，当去除词性特征时，得到了最高的 AUC（79.2%）。当词汇特征从完整特征集中移除后，在所有三个数据集上，大多数情况下，模型性能都有所下降，验证了词汇特征的有效性。引入词性信息降低了模型的性能，当从完整特征集中去除词性特征后，在三个数据集上，AUC 值保持不变甚至增大，这可能是由词性特征和其他特征间存在的冗余或相互作用导致的。虽然本书采用了基于信息增益的特征选择方法，但信息增益方法是一种单变量方法，其无法处理特征间的相互作用。在 DF 和 TW 数据集上，去除依存结构特征后，模型得到的 AUC 值显著降低，显示了依存结构特征的有效性。而解析树特征在网络社区数据集上的区分能力有限，见表 4-7，在 HD 和 DF 数据集上，当从完整特征集中去除解析树特征后，AUC 值都略有上升。这可能由两方面原因导致：①解析树特征无法有效地表示句子的句法结构；②相较于"推特"，网络社区中存在较多长句子，可能会影响句法解析器的解析性能。当词性特征和解析树特征同时从完整特征集中被去除后，大多数情况下，模型性能都得到了提升，如在 HD 和 DF 数据集上，得到了更高的 AUC 值；在 DF 和 TW 数据集上，得到了更高的 $F1-score$ 值。而在多数情况下，句法特征（包括词性特征、依存结构特征和解析树特征）对模型性能是有效的。在所有数据集上，当从完整数据集中去除语义特征后，模型性能显著下降（在 HD、DF 和 TW 上，AUC 值分别从 77.3% 下降到 76.5%，从 68.1% 下降为 62.8%，从 77.9% 下降到 73.7%），验证了语义特征的有效性。

表 4-7　不同特征子集的有效性比较　　　　　　（%）

特征子集	HD			DF			TW		
	AA	F1-Score	AUC	AA	F1-Score	AUC	AA	F1-Score	AUC
完整特征集	80.5	59.0	77.3	65.0	60.7	68.1	84.2	91.4	77.9
一词汇特征	77.3	52.5	73.5	67.0	64.5	67.5	84.2	91.2	74.9
一词性特征	77.7	57.1	77.3	65.0	61.5	68.3	86.1	92.4	79.2
一依存结构特征	81.6	61.2	78.6	62.0	55.8	62.0	83.3	90.8	71.3
一解析树特征	81.6	59.8	78.2	65.0	62.4	69.6	85.2	92.0	74.7
一（词性特征+解析树特征）	79.7	58.7	78.4	68.0	65.2	72.2	86.6	92.7	77.0
一句法特征	76.2	59.1	78.5	62.0	58.7	66.0	85.2	92.0	72.1
一语义特征	78.5	56.0	76.5	60.0	57.4	62.8	85.2	92.0	73.7

3. 结果讨论

表4-8描述了实验数据集的一些统计信息，包括每个帖子包含的句子个数、每个关系实例包含的词数、药品种类个数和药品实体个数的比例、疾病/症状种类个数和疾病/症状实体个数的比例、n 元词（$n = 2，3$）个数和一元词个数的比例。由表4-8可知，在 HD 数据集上，每个帖子平均包含 8.42 个句子，因此在来源于网络社区的数据集上（即 HD 和 DF 数据集），本书以句子为基本单位。在网络社区中，关系实例一般比微博中的关系实例长（例如，在 HD 和 TW 数据集上，每个关系实例的词数分别为 28 和 19）。药品（疾病/症状）种类个数和实体个数的比例这一统计数据在一定程度上反映了提到药品和疾病/症状时的词汇多样性。由表4-8可知，疾病/症状比药品有更多的词汇变种，尤其是在 TW 数据集上。在描述疾病/症状时的词汇多样性是由拼写错误或社会媒体上的口语化表达导致的[146]。

表 4-8　实验数据集的数据统计

项目	HD	DF	TW	备注
每个帖子包含的句子个数	8.42	1.97	—	—
每个关系实例包含的词数	28	21	19	—

续表

项目	HD	DF	TW	备注
药物种类个数和药物实体个数的比例	0.09	0.15	0.12	只适合标注数据
疾病/症状种类个数和事件实体个数的比例	0.23	0.28	0.68	只适合标注数据
n 元词（$n=2$，3）个数和一元词个数的比例	1.56	1.34	3.30	只适合标注数据

图 4-4 描述了基于信息增益的特征选择方法选择的特征集的构成。在所有数据集上，基于深层句法解析的 SDPW 特征（即 v-walk 和 e-walk）在选择的特征集中所占比例最高，表明了社会媒体表达模式在句法层面上的多样性。表 4-8 中 n 元词（$n=2$，3）个数和一元词个数的比例在一定程度上反映了词汇层面上的语言多样性。由图 4-4 和表 4-8 可知，在来源于微博的数据集（TW）上，该比例比来源于网络社区的两个数据集（HD 和 DF）高，表明在 TW 数据集上有更多样的表达模式，这主要是因为"推特"对用户创建内容有长度上限要求，所以用户更有可能使用有创造性的表达/符号和不标准的缩写，这些文本特点会导致特征稀疏性问题。图 4-5 描述了选择的特征集中的特征频次分布。在 DF 数据集上，只有 20% 的特征出现次数超过 3 次，在 TW 数据集上该比例甚至低于 10%。同时，本书进一步分析了选择的语义特征，发现标识药品适应症的语义特征在三个数据集上都被选择了，说明外部知识库可以有效地识别药品适应症类型，从而有效地提升药品不良反应关系抽取的性能。

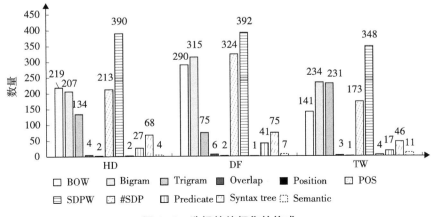

图 4-4　选择的特征集的构成

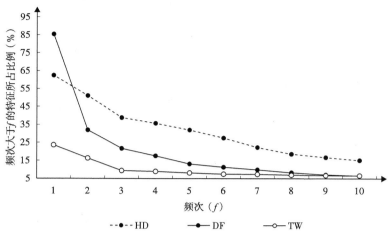

图 4-5 选择的特征集上的特征频次分布

4.2 基于核方法的药品不良反应关系抽取

针对非线性问题，要寻求最优分类函数，可以将非线性问题转化为线性问题。该映射可由核函数实现，即 $K: \boldsymbol{X} \times \boldsymbol{X} \rightarrow [0, \infty]$。对于支持向量机，在寻求线性问题最优分类线时，只需使用特征向量的内积 $<\boldsymbol{x}_i, \boldsymbol{x}_j>$；同样，在寻求非线性问题最优分类面时，只需使用映射后的特征向量内积 $<\phi(\boldsymbol{x}_i), \phi(\boldsymbol{x}_j)>$。根据泛化函数有关理论，只要核函数 $K(\boldsymbol{x}_i, \boldsymbol{x}_j)$ 满足 Mercer 定理，则该核函数为有效核函数。基于特征向量的药品不良反应关系抽取模型虽然获得了较好的性能，但前提是必须完成耗时、耗力的特征工程工作，即人工构造特征向量，因此其总体效率不高。而且，句法特征通常无法有效捕获句子的结构信息。因此，在社会媒体环境下，从总体效率方面，基于核的关系抽取方法可能更加有效。一方面，基于核的方法只需通过核函数隐式地计算两个样本的相似度，无须显式地罗列所有特征；另一方面，核方法可以更加有效地利用句子的句法结构。核方法的有效性已在面向医学文献和新闻语料的关系抽取任务中得到了广泛的验证。然而，鉴于社会媒体上文本的特点，有必要提出更适合处理社会媒体文本的核方法。常见核函数包括线性核函数、多项式核函数、径向基核函数等。本节首先分析了几种典型核，包括树核、卷积树核、最短依赖路径核和全路径图核，阐述了它们的特征空间和核函数，运用文献研究法归纳了它们的优缺点及扩展方式，并对这些典型核在面向社会媒体文本数据的药品不良反应关系抽取的性能进行了评估。运用元学习理论，建立了分类器集成框架，对上述典型核和基于特征的药品不良反应关系抽取模型进行了融合。针对社会媒体用户创建内容的特点，提出了基于词汇语义相似度和词性分析的 POS-SSDP（Part-of-Speech and Lexical Semantic Similarity Based Shortest Dependency Path Kernel）核方法。

4.2.1　典型核

1.　树核

树核由 Zelenko 等[59] 提出并应用于关系抽取领域，起初作用于关系实例浅层解析树上。但随着解析技术的发展及工具的成熟，本书将其作用在深层句法解析树上，如图 4-6 所示。其中，MCT 表示包含两实体的最小完全树，PET 表示由连接两实体的最短路径覆盖的子树，SPT 表示句法解析树中连接两实体的最短路径。在 ACE 2003 和 ACE 2004 语料库中，PET 都获得了较好的效果[67,169,170]，其原因在于 MCT 引入了过多噪声，而 SPT 会丢失某些重要信息。

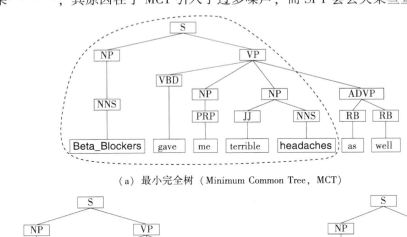

（a）最小完全树（Minimum Common Tree，MCT）

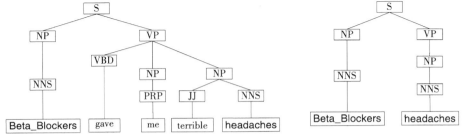

（b）路径包含树（Path-Enclosed Tree，PET)　　　（c）最短路径树（Shortest Path Tree，SPT）

图 4-6　句法解析树

树核首先定义了树中结点 (p_i, p_j) 的匹配函数 $m(p_i, p_j)$ 及相似度计算函数 $s(p_i, p_j)$，计算公式为

$$m(p_i, p_j) = \begin{cases} 1, & \text{如果 } v_k^i = v_k^j, \forall v_k \in \boldsymbol{V}^m \\ 0, & \text{其他} \end{cases} \tag{4-2}$$

式中，v_k^n 为结点 p_n 在属性 k 上的值。如果 $m(p_i, p_j) = 1$，则结点间相似度的计算公式为

$$s(p_i, p_j) = \sum_{v_k \in \boldsymbol{V} - \boldsymbol{V}^m} w_k C(v_k^i, v_k^j), w_k \in (0, 1] \tag{4-3}$$

式中，w_k 为属性 k 的权重，如果 $v_k^i = v_k^j$，则 $C(v_k^i, v_k^j) = 1$，否则 $C(v_k^i, v_k^j) = 0$。

两棵树 T_1 和 T_2 的相似度 $K_T(T_1, T_2)$ 考虑了根结点的相似度及其子树 K_c 的相似度，定义为

$$K_T(T_1, T_2) = \begin{cases} 0, & \text{如果 } m(T_1 \cdot p, T_2 \cdot p) = 0 \\ s(T_1 \cdot p, T_2 \cdot p) + K_c(T_1 \cdot c, T_2 \cdot c), & \text{其他} \end{cases}$$
$$\tag{4-4}$$

K_c 根据其子结点的序列 $s: s_1 \leqslant s_2 \leqslant \cdots \leqslant s_n$ 计算其相似度，$d(s) = s_n - s_1 + 1$，$l(s)$ 为 s 的长度，结点的子结点序列为 $T \cdot c = \{T[s_1], \cdots, T[s_n]\}$。根据 $d(s)$ 和 $l(s)$ 的长度关系，树核可以分为连续子树核与稀疏子树核。当 $d(s) = l(s)$ 时为连续子树核，否则为稀疏子树核。考虑到计算效率，采用连续子树核，子树 K_c 的计算公式为

$$K_c(T_1 \cdot c, T_2 \cdot c) = \sum_{s, t, l(s) = l(t)} \lambda^{d(s) + d(t)} \sum_{m=1, \cdots, l(i)} K(T_1[i_m], T_2[i_m]) \tag{4-5}$$

式中，$K(T_1[s], T_2[t])$ 表示序列核 SSK。SSK 通过计算两个序列拥有的相同子序列的个数来计算两个序列的相似度[55]，计算公式为

$$K_s(s, t) = \sum_n K_n(s, t) = \sum_n \sum_u \phi_u(s) \cdot \phi_u(t)$$
$$= \sum_n \sum_u \sum_{i: u = s[i]} \sum_{j: u = t(j)} \lambda^{l(i) + l(j)} \tag{4-6}$$

式中，s, t 表示序列；$K_n(s, t)$ 表示子序列为固定长度 n 时序列的相似度；$\phi_u(s)$ 表示序列 s 映射到子序列 u 的特征空间；$l(i)$ 表示子序列的长度，

$l(\boldsymbol{i}) = i_{|u|} - i_1 + 1$；$\lambda$ 表示用来惩罚子序列间隔的衰减因子，$0 < \lambda < 1$。

如果存在索引向量 $\boldsymbol{i} = (i_1, \cdots, i_{|u|})$，$1 \leqslant i_1 < \cdots < i_{|u|} \leqslant |s|$，使 $u_j = s_{i_j}$，$j = 1, \cdots, |u|$，则称 u 为 s 的子序列，简写为 $u = s[\boldsymbol{i}]$。

2. 卷积树核

卷积核通过计算离散结构相同子结构的个数来计算相似度[171]，卷积树核将两棵树拥有的相同子树的个数作为相似度的度量标准[56,63]。根据构建子树标准的不同，卷积树核包括子树（Subtree，ST）[62]、子集树（Subset Tree，SST）[63] 和部分树（Partial Tree，PT）[64]。图 4-7 罗列了全部 ST，如（a）所示；部分 SST 及 PT，分别如（a）+（b）和（a）+（b）+（c）所示。

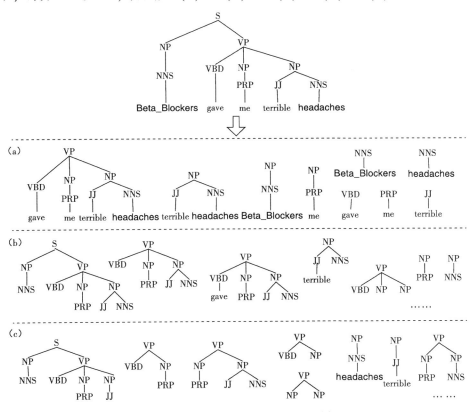

图 4-7　关系实例卷积树核部分子树

卷积树核 $K(T_1, T_2)$ 定义为：

$$K(T_1, T_2) = <\phi(T_1), \phi(T_2)> = \sum_i \#subtree_i(T_1) \cdot \#subtree_i(T_2) =$$

$$\sum_i \left(\left(\sum_{n_1 \in N_1} I_{subtree_i}(n_1) \right) \cdot \left(\sum_{n_2 \in N_2} I_{subtree_i}(n_2) \right) \right) = \sum_{n_1 \in N_1, n_2 \in N_2} \Delta(n_1, n_2)$$

$$(4-7)$$

式中，n_1，n_2 为树 T_1、T_2 的结点集合；$I_{subtree_i}(n_j)$ 为 $subtree_i$ 是否以 n_j 为根结点；$\Delta(n_1, n_2)$ 为以 n_1 和 n_2 为根结点的相同子树的个数。

ST、SST 通过如下启发式规则计算 $\Delta(n_1, n_2)$：

1）如果以 n_1 和 n_2 为根结点的上下文无关产生式不准确匹配，则 $\Delta(n_1, n_2) = 0$，否则转向步骤 2）。

2）如果 n_1 和 n_2 只有叶结点作为子结点，$\Delta(n_1, n_2) = \lambda$，否则转向 3）。

3）$\Delta(n_1, n_2)$ 的计算公式为

$$\Delta(n_1, n_2) = \lambda \prod_{k=1}^{\#ch(n_1)} (1 + \Delta(ch(n_1, k), ch(n_2, k))) \tag{4-8}$$

式中，$\#ch(n_1)$ 为结点 n_1 的子结点个数。

PT 通过如下规则计算 $\Delta(n_1, n_2)$：

1）如果 n_1 和 n_2 的结点标签不同，则 $\Delta(n_1, n_2) = 0$，否则，转向步骤 2）。

2）$\Delta(n_1, n_2)$ 的计算公式为

$$\Delta(n_1, n_2) = \mu \left(\lambda^2 + \sum_{J_1, J_2, l(J_1)=l(J_2)} \lambda^{d(J_1)+d(J_2)} \prod_{i=1}^{l(J)} \Delta(c_{n_1}[J_{1i}], c_{n_2}[J_{2i}]) \right)$$

$$(4-9)$$

式中，$d(J_1) = J_{1l(J_1)} - J_{11}$，$d(J_2) = J_{2l(J_2)} - J_{21}$；$c_{n_1}[J_{1i}]$ 表示以 n_1 为根结点的第 J_{1i} 个子结点。

3. 最短依赖路径核

最短依赖路径核的出发点为假设依存图上连接两个实体的最短依赖路径对识别实体间的关系有重要作用[61]。图 4-1 描述了某句子的依存结构。在 "gave" 和 "headaches" 依赖关系中，"headaches" 是被依赖对象（governor），"gave" 是依赖对象（dependent），依赖类型为 "dobj"，表示 "headaches" 是 "gave" 的直接宾语。在图 4-1 中，连接两个实体的最短依赖路径为 "Beta_Blockers ← gave → headaches"。为了减少数据稀疏性的影响，提高核函数的泛化能力，最短依赖路径核同时考虑了词性与实体类型，并依据

Penn Tree Bank 引入了广义词性标签。最短依赖路径核的特征空间可以表示为最短依赖路径上结点各类信息的笛卡儿乘积。图 4-1 所示样本可以表示为一组特征值 X。其中，$X_1 = \{\mathrm{Beta\_Blockers, NNS, Noun, Treatment}\}$，$X_2 = \{\leftarrow\}$，$X_3 = \{\mathrm{gave, VBD, Verb}\}$，$X_4 = \{\rightarrow\}$，$X_5 = \{\mathrm{headaches, NNS, Noun, Event}\}$。

两个样本 X 与 Y 的相似度函数定义为

$$K(X, Y) = \begin{cases} 0, & m \neq n \\ \prod_{i=1}^{n} c(X_i, Y_i), & m = n \end{cases} \tag{4-10}$$

式中，X_i 为 i 位置上的特征集合；$c(X_i, Y_i)$ 为 X_i 和 Y_i 相同特征的个数；m，n 为两个关系实例最短依赖路径的长度。

虽然最短依赖路径核具有实施简单的优势，且可以产生较好的效果，但其也存在不足，主要表现在：①没有考虑依赖类型；②计算相似度时，要求最短依赖路径的长度必须相等；③计算相似度时，$c(X_i, Y_i) \in \{0, 1\}$，只考虑完全匹配，即只有当比较的结点的字形完全匹配时，$c(X_i, Y_i) = 1$，否则 $c(Y_i, Y_i) = 0$，而没有考虑基于语义相似度的模糊匹配方式。

4. 全路径图核

鉴于最短依赖路径核可能会丢失除最短依赖路径以外的某些重要信息，Airola 等[57] 提出了全路径图核，将文本的依存结构抽象为带权有向图，并采取赋予边不同权值及赋予顶点不同标签的方式来强化某些信息的重要性，同时又不丢失其他信息。如图 4-8 所示，全路径图核包含两个不连接子图，即依存结构子图和词线性序列子图。依存结构子图包含两类顶点：词顶点与依存关系顶点。词顶点的标签包括词本身、词性，依存关系顶点的标签为依存类型。在依存结构中，连接两实体的最短依赖路径会携带大量重要信息[61]，全路径图核赋予了在最短依赖路径上的结点不同的标签（_IP），并为最短依赖路径上的边分配了更高的权重（0.9），以此强化最短依赖路径上结点和边的重要性。词线性序列子图是基于句子的线性结构，顶点标签包括词本身、词性及词位置标识信息，词位置标识信息标记了该词与实体对的相对位置，包括第一个实体左边（Before，B）、两实体中间（Middle，M）、第二个实体右边（After，A）。该子图的边连接了词结点和与其相邻的下一个结点，每条边的权重值统一设置为 0.9。

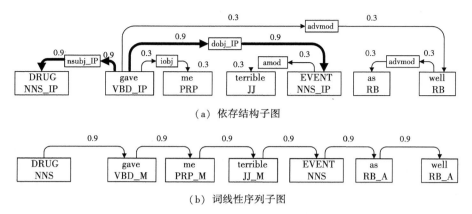

（a）依存结构子图

（b）词线性序列子图

图4-8　关系实例全路径图核子图

在全路径图核的核函数计算中涉及两种类型的矩阵，邻接矩阵 $A \in R^{|V| \times |V|}$ 及标签矩阵 $L \in R^{|V| \times |L|}$，其中 V 表示图中结点的集合，L 表示结点携带的标签的集合。如果图中连接 $v_i \in V$ 和 $v_j \in V$ 的边存在，则 A_{ij} 表示该边的权值，否则 $A_{ij} = 0$。如果第 i 个结点包含第 j 个标签，则 $L_{ij} = 1$，否则 $L_{ij} = 0$。

如果邻接矩阵乘以本身，则 $[A^2]_{ij}$ 表示由 $v_i \in V$ 到 $v_j \in V$ 的路径包含的边的权值之和，且该路径的长度为2，即结点 v_i 通过一个中间结点到达 v_j。如果考虑任意长度的路径，可以对邻接矩阵的幂求和，使用诺依曼级数，得到：

$$(I - A)^{-1} = I + A + A^2 + \cdots = \sum_{k=0}^{\infty} A^k \qquad (4-11)$$

删除长度为0的路径，基于考虑了所有可能路径上的总权重的新的邻接矩阵，图可以表示为 $G = L^T ((I - A)^{-1} - I) L$。参考 Gärtner 等[172] 的研究，图核的核函数定义为

$$K(G, G') = \sum_{i=1}^{|L|} \sum_{j=1}^{|L|} G_{ij} G'_{ij} \qquad (4-12)$$

5. 典型核的优缺点分析

基于对现有典型核特征空间和核函数的分析，归纳了典型核的优缺点，并针对目前核方法存在的不足，归纳了现有研究对典型核函数的扩展方式，见表4-9。

表 4-9　典型核的优缺点分析

核	特征	优点	缺点	基于此扩展的核
序列核	词序列	避免了深层句法分析错误	①没有考虑句法特征②对所有词序列赋予相同的衰减因子	参考文献 [84] 区分子序列种类，赋予 e-walk、v-walk 不同的衰减因子
树核	浅层解析树	避免了深层句法分析错误	要求比较结点位于树的同一层	参考文献 [173] 提出的 AP-DT 核比较了树中的所有结点
卷积树核	解析树	充分利用了句法结构	①包含过多噪声，需要对树进行修剪及扩展②完全匹配，没有考虑到近似匹配③没有考虑语义信息和实体信息④对长距离实体对间关系的识别效果较差	①参考文献 [67, 169, 170] 将树修剪为 PET，参考文献 [40, 52, 67, 70, 72, 77, 78] 增加了上下文信息②参考文献 [52, 66, 95, 98, 99, 174] 提出了近似匹配方法③参考文献 [69, 72] 扩展了实体信息，参考文献 [71, 74, 78] 扩展了语义信息
最短依赖路径核	最短依赖路径	①运算速度快②特征空间集中在最短依赖路径上，减少了噪声的影响	①要求路径长度相同②没有考虑依赖类型③没有考虑其他上下文信息	①参考文献 [84, 86]、参考文献 [87]、参考文献 [51, 65] 及参考文献 [85] 分别以词序列、最长公共子序列、固定长度、修改核函数的方法克服了要求路径长度相同的缺点①②参考文献 [83-85, 175] 在提取最短依赖路径时，考虑了依赖类型③参考文献 [65, 92] 引入了与最短依赖路径距离为 P 的依存图上的顶点
全路径图核	依存图及词序列	利用了各方面的信息，包括词、依赖路径、非依赖路径	完全匹配，没有考虑近似匹配	—

注："缺点"列和"基于此扩展的核"列中的标号是一一对应的，即如果两列的标号相同，则表示后者是为了克服前者的该缺点而改进的方法。

4.2.2 实验设置

本部分实验所用数据集和数据流程同第 4.1.3 节。为了说明基于核方法的药品不良反应关系抽取模型的有效性，实施了两种基准方法：共现方法以及 Liu 和 Chen 提出的复合方法[176]，该复合方法结合了基于最短依赖路径核的关系识别和基于语义过滤的关系分类。选择共现方法作为一种基准方法是由于该方法在社会媒体药品不良反应抽取任务中被广泛使用；选择 Liu 和 Chen 提出的复合方法作为另一种基准方法是由于该方法也利用了基于核的关系抽取方法，并且该方法的药品不良反应关系抽取实施流程和本研究相类似。然后，分别实施了树核、卷积树核、最短依赖路径核和全路径图核方法。

本节实验在拥有 3.2GHz CPU Intel（R）Core（TM）i5-4570 和 8GB 内存的 64 位计算机上操作。利用 SVMlight❶ 中的线性核实现特征核；利用 SVM-light-TK❷ 实现卷积树核；利用 SVMlight 包嵌入定制的 kernel.h 实现最短依赖路径核和树核。

4.2.3 实验结果与分析

基于核的药品不良反应关系抽取参数调整策略和参数设置见表 4-10。

表 4-10　基于核的药品不良反应关系抽取参数调整策略和参数设置

方法	参数	值	最佳参数设置
卷积树核	c	0.015625, 0.0625, 0.25, 1, 4, 8, 16, 128, 256, 512	HD: 0.25; 2; 0.4
	j	0.5, 1, 2	DF: 1; 2; 0.4
	λ	0.2, 0.4, 0.6, 0.8	TW: 0.015625; 2; 0.4
树核	c	0.015625, 0.0625, 0.25, 1, 4, 8, 16, 128, 256, 512	HD：1; 2; 0.4
	j	0.5, 1, 2	DF: 0.25; 2; 0.4
	λ	0.2, 0.4, 0.6, 0.8	TW：0.015625; 2; 0.4

❶ SVM[light]. Support Vector Machine：Version 6.02 ［EB/OL］. （2008-08-14）［2015-12-23］. http：//www.cs.cornell.edu/People/tj/svm_light/.

❷ The Latest Version of the Software is SVM-Light-TK 1.5 ［EB/OL］. ［2015-12-01］. http：//disi.unitn.it/moschitti/Tree-Kernel.htm.

续表

方法	参数	值	最佳参数设置
最短依赖路径核	c	0.015625，0.0625，0.25，1，4，8，16，128，256，512	HD：0.015625；1 DF：0.0625；2 TW：0.0625；2
	j	0.5，1，2	
全路径图核	数量	500，2000	HD/ DF/ TW： 500；normalized
	处理方式	linearized，normalized	

采用不同核的模型性能见表 4-11，在每个数据集上，最好的性能用黑体表示。由表 4-11 可知，基于特征向量的模型的预测能力较强，例如，其在 TW 数据集上得到了最大的 AUC 值（77.0%），在 DF 数据集上得到了最大的 AA 值（68.0%），在 HD 数据集上得到了最大的 $F1\text{-}score$ 值（58.7%）和仅次于卷积树核的 AUC 值（78.4%）。此优越性主要是因为该方法融合了不同类型的信息。但因为其需要实施大量的特征工程工作，因此总体效率较低。而基于核的关系抽取方法能够以较高的效率获得具有竞争力的性能，最短依赖路径核在多数情况下得到了比其他核方法更好的性能。例如，在 DF 和 TW 数据集上得到了最大的 $F1\text{-}score$ 值，分别为 66.1% 和 93.8%。这是因为最短依赖路径核能以紧凑、扼要的方式表达句子信息，借此减轻了社会媒体上不相关或噪声信息的负面影响。相反，尽管全路径图核考虑了更多的信息，大多数情况下其性能不如最短依赖路径核。除树核外，大多数情况下，其他四种方法都优于两种基准方法。

表 4-11　采用不同核的模型性能　　　　　　（%）

方法		HD			DF			TW		
		AA	$F1\text{-}score$	AUC	AA	$F1\text{-}score$	AUC	AA	$F1\text{-}score$	AUC
基准方法	共现方法	23.8	38.5	50.0	46.0	63.0	50.0	85.2	92.0	50.0
	复合方法	71.1	54.3	71.5	52.0	58.6	53.6	80.4	88.5	67.1
	基于特征的方法	79.7	58.7	78.4	68.0	65.2	72.2	86.6	92.7	77.0

续表

方法		HD			DF			TW		
		AA	F1-score	AUC	AA	F1-score	AUC	AA	F1-score	AUC
基于核的关系抽取方法	树核	50.8	42.2	65.6	45.0	61.5	58.1	84.2	91.4	59.3
	卷积树核	53.5	48.5	82.1	64.0	66.0	70.6	85.2	92.0	71.0
	最短依赖路径核	64.5	52.4	74.7	58.0	66.1	73.2	89.0	93.8	74.4
	全路径图核	75.8	53.0	74.8	58.0	61.1	66.1	84.8	92.0	70.5

4.3 基于组合学习的药品不良反应关系抽取集成框架

4.3.1 基分类器融合方法

从表4-9中可以看出，每种核方法都具有不同的优缺点。这是因为不同核方法探索了不同的特征空间，包括词序列、解析树、浅层解析树、最短依赖路径、依存图等，且核函数的计算方法不同，即关系实例相似度的计算方法不同。根据组合学习的思想，这些分类器可能具有互补性，综合考虑多个核有可能会进一步提高学习系统的泛化能力。已有研究证明了融合多个基于核的分类器的有效性，如 He 等[177] 利用层叠泛化方法融合了特征核、全路径图核和卷积树核，以从医学文献中抽取药物间的相互作用；Yang 等[79] 以加权的方式融合了特征核、卷积树核和全路径图核，以验证该复合核对从医学文献中抽取蛋白质间相关作用的有效性。因此，本节将多个基于核的分类器作为基分类器，利用不同的基分类器结合策略对多个核进行融合。在实施组合学习时，一般考虑三方面内容，即训练基分类器、选择基分类器以及基分类器结合策略。

1. 训练基分类器

本节使用第 4.2.1 节中介绍的四种核所训练的分类器以及第 4.1 节中基于特征的关系抽取方法训练的分类器作为基分类器。

2. 选择基分类器

2002 年，Zhou 等[178] 通过理论分析与实验研究发现，结合一部分基分类器可能获得比融合所有基分类器更好的泛化能力，同时，较少的分类器数量也提高了学习效率。该研究开辟了选择性集成（ensemble pruning）这一新的研究方向。选择性集成的基本思想为在给定训练好的基分类器后，试图以某种准则选择基分类器的一部分子集，而不是结合所有的基分类器来构成最终的集成系统[179]，从而提高学习效率，减少对存储空间的需求，并进一步提升分类性能[180]。

选择性集成方法一般可以分为排序法、选择法、聚类法、优化方法[180]。排序法是一种比较直观的选择性集成方法，它根据某种评价准则对基分类器进行排序，采用合适的选择标准选取一定数量的基分类器，去除不符合选择标准的分类器。广义上讲，排序法也属于基于选择的选择性集成方法。选择法只选择部分基分类器作为最终集成系统的构成要件，其可分为静态选择法和动态选择法。静态选择法利用选择的基分类器对所有的验证个体进行预测，而动态选择法则是针对验证集中的每个个体，选择一部分合适的基分类器对其进行预测，因此，动态选择法能为每个个体选择最具有针对性的基分类器子集。聚类法首先利用所有基分类器对验证集中的个体进行预测，然后根据预测结果，通过聚类算法得到具有类似预测结果的类，即分类器子集，再对每个类进行修剪，选出各自最有代表性的基分类器作为最终集成系统的构成要件。优化方法的主要原理是为所有的基分类器赋予权重，借助优化算法，得到最优权重向量，去除对应权重小于某个值的基分类器。

本书中所有基分类器的个数较少（5 个），因此选用较为简单的排序法作为选择性集成方法。考虑到基分类器结合策略使用了多数表决，为了方便地比较各结合策略的性能，将选择的基分类器的个数提前设定为 3。可用于对基分类器排序的指标一般包括误差的减小量、Kappa 量、间隔距离等[179,180]，大多数排序方法考虑了基分类器的准确性和多样性。因此，分别选择了性能最好的三个分类器及最具有多样性的三个分类器。采用 AUC 作为衡量分类器综合性能的指标，熵度量 E 作为衡量分类器多样性的指标。

熵度量是一种非成对多样性度量，其计算公式为[181]

$$E = \frac{1}{N} \sum_{j=1}^{N} \frac{1}{(L - \lfloor L/2 \rfloor)} \min \left\{ \sum_{i=1}^{L} y_{j,i}, L - \sum_{i=1}^{L} y_{j,i} \right\} \qquad (4-13)$$

式中，N 表示样例的个数；L 表示基分类器的个数；$\sum_{i=1}^{L} y_{j,i}$ 表示被正确预测的样例的个数。对于每个样例，当 $\lfloor L/2 \rfloor$ 个分类器标记该样例为同一个类别（0 或 1）且其他 $L - \lfloor L/2 \rfloor$ 个分类器被划归为另一个类别时，E 达到最大值 1。当所有分类器给出相同的分类结果时，E 达到最小值 0，即它们之间不存在任何多样性。

3. 基分类器结合策略

当确定参与构成集成系统的基分类器后，下一个关键问题是确定结合策略以融合不同的基分类器。本书参与比较的结合策略包括多数表决、加权相加及层叠泛化。

（1）多数表决

投票方法是融合多个分类器的最简单的方法[182]。对于某个样例，多数表决方法选择具有最高票数的类别作为该样例的预测结果[183]。其计算公式为

$$H(x) = argmax_{y \in Y} \sum_{m=1}^{M} 1(y = h_m(x)) \tag{4-14}$$

式中，M 表示基分类器的个数，如果 $y = h_m(x)$ 成立，$1(y = h_m(x)) = 1$；否则 $1(y = h_m(x)) = 0$。

（2）加权相加

相关研究已经证明，如果 K_1 和 K_2 是有效核，则 $K = \alpha K_1 + \beta K_2$ 也是有效核[40]。该新核的相似度计算公式为

$$K(X, X') = \sum_{m=1}^{M} \sigma_m K_m(X, X') \tag{4-15}$$

$$\sum_{m=1}^{M} \sigma_m = 1, \sigma_m \in [0,1] \tag{4-16}$$

式中，K_m 表示每个核的归一化输出；M 表示集成的单独核的个数；σ_m 表示核 K_m 的权重。

一些集成系统为每个单独的基分类器分配相同的权重[40,91,93]，但有时不能获得最好的性能[91]。因此，有研究为性能较好的基分类器分配了更高的权重[79,177,184]。

（3）层叠泛化

层叠泛化（stacked generalization）是一种结合不同分类器的集成方法。它是一种元学习策略，可以通过学习不同的分类器本身来提高模型的泛化能

力[185-188]。层叠泛化包含两层模型，即第一层的基分类器和第二层的元分类器，且元分类器的训练数据来源于基分类器的预测数据。图 4-9 和图 4-10 分别描述了层叠泛化的工作原理及伪代码。首先，将原始样本分为训练集 D_{train} 和测试集 D_{test}。其次，采用类似 J 倍交叉的方式训练基分类器（目的是得到元分类器的训练数据）。具体来说，将训练集 D_{train} 分为 J 份不相交、数量和分布基本相同的样本集合，以进行 J 倍交叉，即抽取 D_j 作为测试集，剩余 $D_{-j} = D_{\text{train}} - D_j$ 作为基分类器的训练集，利用由基分类算法训练得到的模型对 D_j 进行预测，得到每一个实例的预测结果 $p_{i1}, \cdots, p_{iT}$，该预测结果及该实例的原分类标签重新组合为 $(p_{i1}, \cdots, p_{iT}, y_i)$，组成元分类器的训练集。最后，用元分类算法在按照上述流程产生的训练集上进行训练，得到分类模型，再对测试集 D_{test} 进行预测以评估模型。

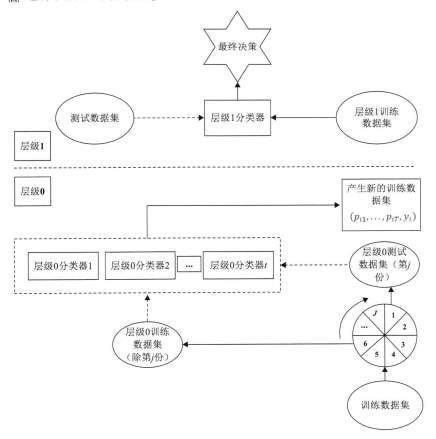

图 4-9　层叠泛化的工作原理

输入： 训练数据集 $D_{train} = \{(x_n, y_n), n = 1, 2\cdots, N\}$；

测试数据集 $D_{test} = \{(x_m, y_m), m = 1, 2\cdots, M\}$；

层级 0 分类算法 $C_{level-0}^1, \cdots, C_{level-0}^T$；

层级 1 分类算法 $C_{level-1}$；

初始层级 1 训练数据集 $D_{train}' = \varnothing$

处理过程：

将训练数据集 D_{train} 分为 J 份，即 $D_1, D_2\cdots, D_J \circ D_{-j} = D_{train} - D_j$

For $j = 1, 2, \cdots, J$ %开展 J 倍交叉

    For $t = 1, 2, \cdots, T$ %训练 T 个层级 0 分类器

$$H_{level-0}^{(-j, t)} = C_{level-0}^t(D_{-j})$$

    End For

    For $x_i \in D_j$

        For $t = 1, 2, \cdots, T$

$$p_{it} = H_{level-0}^{(-j, t)}(x_i)$$

$$D_{train}' = D_{train}' \cup \{(p_{i1}, \ldots, p_{iT}, y_i)\} \quad \text{%重新组织层级 1 训练集}$$

        End For

    End For

End For

$$H_{level-1} = C_{level-1}(D_{train}')$$

输出：

    For $x_m \in D_{test}$

$$p_{it} = H_{level-1}(H_{level-0}^1(x_m), H_{level-0}^2(x_m), \cdots, H_{level-0}^T(x_m))$$

    End For

图 4-10　层叠泛化的伪代码

4.3.2　实验设置

本部分实验所用数据集、实验流程和评估指标同第 4.1.3 节。比较了由不同基分类器选择策略和不同组合策略（多数表决、加权相加、层叠泛化）组合而成的九种组合分类器的性能。基分类器选择策略包括融合所有五种核、基于性能的标准和基于多样性的标准。基于性能的标准为选择 AUC 值最高的三种分类器，基于多样性的标准为选择多样性最强的三种分类器。本

节实验在拥有 3.2GHz CPU Intel（R）Core（TM）i5-4570 和 8GB 内存的计算机上操作。单独核的参数见表 4-10，其他参数均采用默认值。

4.3.3　实验结果与分析

本节描述和分析了不同组合策略的性能，比较了组合分类器和对应的单独核方法的性能，以及组合分类器和基准方法的性能。在每个数据集上，每组实验中最好的性能用黑体表示，所有实验中最好的性能用下划线表示。

不同组合分类器的性能见表 4-12。在三个数据集上，所有最大的 AUC 值都是在采用加权相加结合策略时产生的。在 HD 和 TW 数据集上，融合所有五个单独核的分类器组合得到了最大的 AUC 值（都为 84.5%）。在 DF 数据集上，融合基于性能标准选择的三种分类器（特征核、SST、SDP）时得到了最大的 AUC 值（77.3%）。由表 4-12 可知，没有一种组合策略在所有数据集上表现得最好[179]。多数情况下，加权相加策略在 HD 数据集上产生了最好的性能；多数表决策略在 DF 数据集上得到了最大的 $F1\text{-}score$ 值；层叠泛化策略在 TW 数据集上具有最好的预测能力。在基于性能标准和多样性标准的分类器组合中，与其他两种组合策略相比，利用多数表决方法产生的模型性能较差，这是因为多数表决需要同时满足性能和多样性这两个独立的条件[189]。

表 4-12　不同组合分类器的性能　　　　　　　　　　　　　（%）

类型	HD			DF			TW		
	AA	$F1\text{-}score$	AUC	AA	$F1\text{-}score$	AUC	AA	$F1\text{-}score$	AUC
融合所有五个单独核（特征核、Tree、SST、SDP、APG）									
多数表决	71.1	56.0	81.6	64.0	**69.5**	76.5	85.2	92.0	68.0
加权相加	**82.0**	<u>**67.1**</u>	<u>**84.5**</u>	63.0	68.4	74.4	85.2	92.0	<u>**84.5**</u>
层叠泛化	80.5	57.6	79.1	**65.0**	63.2	70.4	<u>**93.9**</u>	<u>**93.8**</u>	83.9
性能标准	特征核、SDP、APG*			特征核、SST、SDP			特征核、SST、SDP		
多数表决	78.5	59.3	80.3	**65.0**	<u>**69.6**</u>	73.0	87.0	92.0	68.6
加权相加	<u>**84.4**</u>	64.9	81.8	61.0	65.5	<u>**77.3**</u>	86.5	92.2	81.9
层叠泛化	83.6	59.6	81.7	64.0	62.5	74.6	<u>**93.9**</u>	<u>**93.8**</u>	82.0

续表

类型	HD			DF			TW		
	AA	F1-score	AUC	AA	F1-score	AUC	AA	F1-score	AUC
多样性标准	特征核、Tree、SST			特征核、Tree、SDP			Tree、SDP、APG		
多数表决	63.7	52.3	78.2	57.0	66.1	69.7	85.2	92.0	66.3
加权相加	71.5	56.8	82.7	78.1	62.2	70.7	84.2	91.4	83.4
层叠泛化	79.3	52.3	78.7	65.0	63.9	75.0	93.0	93.6	84.1

注：* 卷积树核没有被选择，因其 F1-score 很低（48.5%<50%）。

1. 组合分类器和对应的单独核方法的性能比较

组合分类器和对应的单独核方法的 AUC 比较如图 4-11 所示。多数情况下，与对应的单独核方法相比，使用加权相加和层叠泛化策略的组合分类器可提升药品不良反应关系抽取的性能，而基于多数表决的组合分类器不能获得比单独核方法更大的 AUC 值。

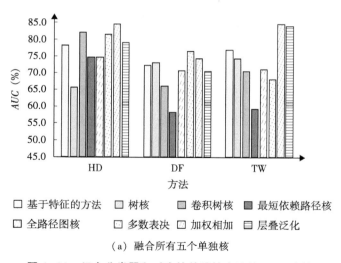

（a）融合所有五个单独核

图 4-11　组合分类器和对应的单独核方法的 AUC 比较

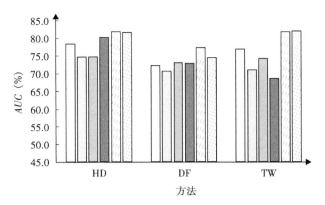

（b）融合性能最好的三个核

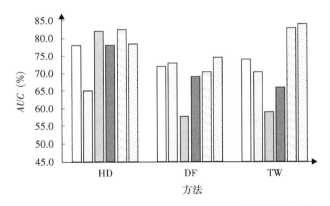

（c）融合多样性最强的三个核

图 4-11　组合分类器和对应的单独核方法的 AUC 比较（续）

2. 组合分类器和基准方法的性能比较

利用不同组合策略融合所有五种单独核方法的组合分类器与基准方法（即共现方法以及融合了基于最短依赖路径核的关系识别和基于语义过滤的关系分类的复合方法[176]）的 AUC 比较如图 4-12 所示，可见，本书采用的组合分类器显著优于两种基准方法。

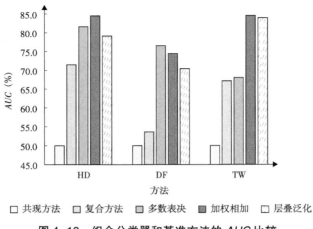

图 4-12　组合分类器和基准方法的 *AUC* 比较

4.4　基于词汇语义相似度和词性分析的 POS–SSDP 核方法

4.4.1　对基于核的关系抽取方法进行改进的必要性

现有基于核的关系抽取方法已经被广泛用于处理新闻和医学文献文本，但其不一定适合处理社会媒体上的用户生成内容。这主要是因为用户生成内容中有很多口语化表达，存在语法错误、拼写错误或不标准缩写等[149,190]，且在网络社区中有很多冗长、复杂的句子[191]。这些文本特点容易导致深层句法解析器出现解析错误，从而影响核方法的性能。Foster[192] 发现，俚语、首字母缩写词、主语缺失、小写专有名词、对等句式、副词/形容词混淆、所有字母大写、cos 代替 because 等都可能导致深层解析错误，且几种解析器在足球论坛数据上解析结果的 $F1-score$ 值比在《华尔街日报》数据集上低 11% ~ 13% 。考虑到深层句法解析器在社会媒体文本上的不健壮性及浅层语言分析对关系抽取任务的有效性[58,136]，可以考虑引入浅层信息（如词性信息），以此增强核方法处理社会媒体文本时的健壮性。此外，由于自然语言的灵活性和表达多样性，社会媒体上存在很多同义词。而现有大多数核方法在计算两个关系实例的相似度时，通常只对词汇进行完全匹配，即只在字形上对词汇进行比较，而不考虑词汇在语义层次的相似度。要解决这一问题，可以考虑引入词汇语义相似度。同时，考虑到最短依赖路径可以捕获句中词汇的长距离句法依存关系，扼要地描述两实体关系的结构信息[70]，因此可能更适合存在冗长及复杂句子的网络社区环境，如第 4.2.3 节的实验结果显示，作用在最短依赖路径上的核方法的性能优于作用在解析树上的树核和卷积树核，而且最短依赖路径在关系抽取任务中的有效性已得到了广泛的验证[51,57,61,84,85]。

因此，本节提出了一个以最短依赖路径为基础，嵌入词汇语义相似度和词性分析的最短依赖路径核：POS-SSDP 。POS-SSDP 首先提取了无向依存图中连接两实体的最短依赖路径，然后根据路径结点的词性信息将该路径结点划分为不同类别的词性集，在每类词性集上计算由该词性集上结点序列构成的短文本的语义相似度，以此构造针对每类词性集的语义核，最后融合不同类别词性集的语义核，以此构造 POS-SSDP。

POS-SSDP 的构造主要受两方面研究的启发：①最短依赖路径在关系抽取任务中的有效性；②词汇语义信息和句法结构信息结合的有效性。本节着重回顾关于词汇语义信息和句法结构有效结合的研究，见表 4-13。词汇语义信息和句法结构结合的有效性已经在关系抽取[71,75,76,80,81,96,98] 和其他领域得到了验证，如问答系统[99]、语义角色标注[99]、释义识别[193]、文本语义相似度计算[144,145,194]。

表 4-13　词汇语义信息和句法结构的结合

研究	应用	语义相似度度量	句法结构
Che 等[80]	关系抽取	同义词词林	词串
刘克彬等[81]	关系抽取	知网	词序列
Peng 等[71]	关系抽取	同义词词林	解析树
Liu 等[98]	关系抽取	同义词词林、知网、点互信息	解析树
刘丹丹等[75]	关系抽取	同义词词林	解析树
徐庆等[76]	关系抽取	同义词词林	解析树
Plank 等[96]	关系抽取	潜在语义分析、布朗聚类	解析树
Croce 等[99]	问答系统、语义角色标注	潜在语义分析	依赖树
Lintean 等[193]	释义识别	WordNet	依赖三元组
Oliva 等[194]	短文本语义相似度计算	WordNet	依赖结构
Lee[145]	文本语义相似度计算	WordNet	词性
黄贤英等[144]	短文本语义相似度计算	WordNet	词性

对于基于核的关系抽取，在句法结构的基础上引入词汇语义信息主要有两种方式[75]：①将词汇语义信息作为新结点嵌入原特征空间[71,75,76,96]；②将词汇语义信息嵌入核函数[74,80,81,96,98]。例如，对于第一种方式，Peng 等[71] 和刘丹丹等[75] 将实体词汇在同义词词林中的语义编码嵌入了解析树的根结点下，以此构造了合一句法树和语义关系树[75]。刘丹丹等[75] 比较了不同粒度的语义信息（即"大类""中类""小类""词群""原子词群"）对各类关系的影响，发现过于细化或泛化的语义信息不利于提高关系抽取的性能。徐庆等[76] 将实体在同义词词林中的语义编码形式化为编码树，提出了词林编码树和实体语义相似度两类新特征，发现这两类新特征的预测能力不及实体类型特征，但编码树特征可以作为实体类型特征的有效补充。Plank 等[96] 比较了将词汇（所有词汇而不只是实体词汇）的布朗聚类信息嵌入解析树中不同位置（包括替换词性、替换词汇、在词性上方）时关系抽取的性能，发现替换词性时关系抽取性能最好。对于第二种方式，Che 等[80] 将以词为基本单位的词串改进编辑距离作为两个关系实例的相似度，并为不同的操作类型设置了不同的权重。其中，由 $A \rightarrow A'$ 的操作权重根据两个词汇在同义词词林中的语义相似度确定。该方法的有效性在"人员—雇佣"关系中得到了验证。刘克彬等[81] 将基于知网的词汇语义相似度嵌入序列核中，以此实现了词汇间的软匹配。Liu 等和 Plank 等将词汇语义相似度嵌入卷积树核的计算中，构造了语义卷积核[96,98]。二者采用不同的方法计算词汇语义相似度，Liu 等[98] 比较了基于同义词词林、知网和点互信息的方法，而 Plank 等[96] 使用了潜在语义分析。

词汇语义相似度和句法信息的有效结合在其他领域也获得了不错的效果。例如，Croce 等[99] 提出了 SPTK 核（Smoothing Partial Tree Kernel），结合了基于潜在语义分析的词汇语义相似度和多种依赖树结构。实验证明，SPTK 可以有效提升问答系统和语义角色分类的性能。Lintean 等[193] 计算了两个句子的相似度和不相似度的比值，以此进行释义识别。其中，相似度和不相似度的计算均结合了基于 WordNet 的词汇语义相似度与依赖三元组句法结构。Oliva 等[194] 提出了 SyMSS 方法，该方法累加两个句子中相同句法角色的词汇语义相似度，以此计算文本相似度。Lee[145] 和黄贤英等[144] 根据词汇的词性分析将句子分为不同的词集，在每个词集上分别嵌入基于 WordNet 的词汇语义相似度，以实现短文本语义相似度计算。

综上所述，词汇语义相似度和句法结构结合的有效性已经得到了广泛的验证。常用的词汇语义相似度计算方法包括基于同义词词林、知网、Word-Net、潜在语义分析、布朗聚类和点互信息的方法等。常用的句法信息包括词串、词序列、解析树、依赖树、依存三元组、词性等。但由文献分析可知，目前相关研究仍存在一些不足：①尽管最短依赖路径对识别实体间的关系有重要作用[61]，据我们所知，还没有研究将词汇语义相似度和最短依赖路径相结合；②以往关系抽取研究通常利用单一深层句法信息，如解析树、依赖树，据我们所知，很少有研究在深层句法的基础上融入浅层句法信息，以增强方法的健壮性。因此，本书提出以下研究问题：

1）相比于只利用最短依赖路径信息，引入词汇语义相似度信息能否提升社会媒体药品不良反应关系抽取性能（SSDP）？

2）在 SSDP 的基础上引入词性信息能否进一步提升模型的泛化能力？

3）对于社会媒体药品不良反应关系抽取任务，POS-SSDP 能否得到比其他核方法更好的性能？

为了解答以上问题，本书详细介绍了最短依赖路径、词汇语义相似度计算方法和提出的 POS-SSDP 核方法。最短依赖路径的详细介绍参见第 4.1.1 节和第 4.2.1 节。

4.4.2　词汇语义相似度

词汇语义相似度计算方法主要包括基于知识库的相似度计算方法和基于语料库的相似度计算方法[195]。其中，在利用知识库计算相似度时，应用最广泛的英文知识库是 WordNet❶。基于语料库的方法通过词语在语料中的上下文信息计算词汇语义相似度[196]。研究者探索了六种基于 WordNet 的方法，即 Path Length（path）、Leacock 和 Chodorow（lch）[197]、Wu 和 Palmer（wup）[198]、Resnik（res）[199]、Lin（lin）[200]、Jiang 和 Conrath（jcn）[201]，以及一种基于语料库的方法，即潜在语义分析（Latent Semantic Analysis，

---

❶　WordNet 3.1 [EB/OL]. (2012-06-11) [2016-01-01]. https：//wordnet. princeton. edu/.

LSA)[202]。选择这些方法，主要是考虑它们在关系抽取[96]、问答系统[99,203]、释义识别[193]、文本语义相似度计算[194,204]、文本摘要[205] 等领域的良好效果及其在计算上的相对高效性。

1. 基于 WordNet 的词汇语义相似度计算

WordNet 是由普林斯顿大学认知科学实验室研发的在线词汇参照系统[206,207]。它使用同义词集合（Synset）表示概念，并通过概念间的关联关系（如 is-a），将概念组合成标准的树形结构。图 4-13 举例说明了 WordNet 的 is-a 关系的层次结构[208]。如果某个单词在一种词性下有多种词汇概念，即词义，则该单词会出现在不同的同义词集合中，WordNet 按照从最常用到最不常用的顺序来组织单词的多个词义[209]。本书采用的是 WordNet V3.0，包含名词、动词、形容词和副词，共有 155287 个独立的单词、117659 个同义词集合和 206941 个单词—词义对，具体统计信息见表 4-14[209]。

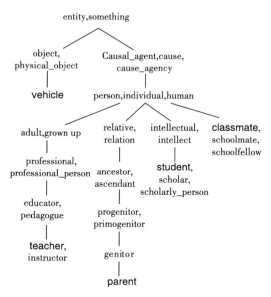

图 4-13　WordNet 树形结构

表 4-14　WordNet V3.0 单词个数、同义词集合及单词—词义对统计

词性	单词个数	同义词集合	单词—词义对
名词	117798	82115	146312
动词	11529	13767	25047

续表

词性	单词个数	同义词集合	单词—词义对
形容词	21479	18156	30002
副词	4481	3621	5580
总计	155287	117659	206941

基于知识库的词汇语义相似度计算方法主要分为两类：基于路径距离的词汇语义相似度计算方法和基于信息内容的词汇语义相似度计算方法[195]。

2. 基于路径距离的词汇语义相似度计算方法

该类方法依据两个概念——在 WordNet 树状层次结构中的路径距离、深度及其公共父结点在树状结构中的深度来量化概念间的语义相似度。本书探索了三种典型的基于路径距离的词汇语义相似度计算方法：path、lch 和 wup。

path 方法的基本假设是概念间语义相似度和它们在 WordNet 树状层次结构中的最短路径长度之间有密切的关系：路径长度越大，其相似度越低；路径长度越小，其相似度越大。如图 4-13 所示，比较两个概念对（teacher，student）（teacher，parent）的语义相似度，前者的最短路径为 7，后者的最短路径为 10，因此可推断（teacher，student）的语义相似度比（teacher，parent）大。

lch 不仅考虑了概念间的路径长度 $len(c_1, c_2)$，而且考虑了 WordNet 的最大深度 D，计算公式为

$$Sim_{lch}(c_1, c_2) = -\log \frac{len(c_1, c_2)}{2 \times D} \qquad (4-17)$$

wup 考虑了两个概念及它们的最低公共父结点（LCS）在 WordNet 树状结构中的深度，计算公式为

$$Sim_{wup}(c_1, c_2) = \frac{2 \times depth(LCS)}{depth(c_1) + depth(c_2)} \qquad (4-18)$$

3. 基于信息内容的词汇语义相似度计算方法

该类方法通过计算两个概念词共享的信息量（Information Content，IC）来量化概念间的语义相似度，认为概念间共享信息越多，它们的语义相似度越大。概念词 c 包含的信息量 $IC(c)$ 可由其在给定的文本中出现的频率

$p(c)$ 来衡量，即 $IC(c) = -\log p(c)$，频率越高，该概念词包含的信息量越少。在树状结构中，父结点出现的频率为其所有子孙结点出现频率之和，因此，叶子结点包含的信息量最大。本书探索了三种典型的基于信息内容的词汇语义相似度计算方法，即 res、lin 和 jcn。

res 将两个概念在 WordNet 树状层次结构中公共父结点概念词集中信息量最大的父结点包含的信息内容作为两概念的语义相似度，计算公式为

$$Sim_{res}(c_1, c_2) = max_{c \in S(c_1, c_2)} IC(c) \tag{4-19}$$

lin 和 jcn 在 res 的基础上，进一步考虑了两个概念包含的信息量，以此将语义相似度进行归一化，即语义相似度在 [0, 1] 区间上，计算公式为

$$Sim_{lin}(c_1, c_2) = \frac{2 \times Sim_{res}(c_1, c_2)}{IC(c_1) + IC(c_2)} \tag{4-20}$$

$$Sim_{jcn}(c_1, c_2) = \frac{1}{IC(c_1) + IC(c_2) - 2 \times Sim_{res}(c_1, c_2)} \tag{4-21}$$

4. 基于语料库的词汇语义相似度计算方法

该类方法依据语料库中的文本分布计算词汇语义相似度[196]。其基本假设是词语的含义可以由其在语料库中的上下文信息推断得到。POS-SSDP 方法采用潜在语义分析（LSA），因为 LSA 的有效性已经在文本摘要[210]、问答系统[99] 和关系抽取[96] 领域得到了充分的验证。对于潜在语义分析，上下文信息是指整个段落或文档[196]。潜在语义分析可以将原来的高维向量空间映射到低维语义空间[211]，并能够减少由同义词（不同的词有相似的含义）和一词多义（同一个词有不同的含义）带来的问题。

潜在语义分析是基于线性代数的矩阵奇异值分解（SVD）理论，首先构建原始的 $M \times N$ 的矩阵 A，该矩阵的行表示词汇、列表示文档。然后将 A 进行奇异值分解，即 $A = U \Sigma V^T$。其中，U 和 V 分别表示 m 阶和 n 阶正交矩阵；$\Sigma = \text{diag}(\sigma_1, \sigma_2, \cdots, \sigma_M)$ 表示 $M \times N$ 对角矩阵，Σ 矩阵中的值被称为 A 的奇异值，按照从大到小的顺序排列。U 的列向量为左奇异向量，V 的列向量为右奇异向量。为了将原矩阵映射到低维空间，可以选择前 k 个最大的奇异值及 U 和 V 中相应的奇异向量 U_k 和 V_k，得到 A 的低阶近似矩阵 $A_k = U_k \Sigma_k V_k^T$。通过此方式，可以去除原矩阵中的噪声信息，且将词汇和文档映射到低维语义空间，进而通过余弦函数求词汇或文档的语义相似度。

4.4.3　POS-SSDP：嵌入词汇语义信息和词性分析的最短依赖路径核

考虑到最短依赖路径对识别实体间关系的有效性，以及词汇语义相似度与解析树融合对关系抽取任务的有效性，很自然地想到是否可以将最短依赖路径与词汇语义相似度进行结合，以提高关系抽取性能。实际上，如第 4.2.3 节中单一核的实验结果所示，与解析树相比，最短依赖路径能够提供更为紧凑的实例描绘，从而有效减少不相关或噪声信息的影响。此外，考虑到深层解析在社会媒体环境下容易出现解析错误，进一步引入浅层词性分析，这有助于提高方法的健壮性。因此，本书提出的 POS-SSDP 方法拟以合适的方式融合最短依赖路径、词汇语义相似度和词性分析。POS-SSDP 的伪代码如图 4-14 所示。

POS-SSDP 核方法：

输入：两个关系实例 x，y，其中每个关系实例中至少包含两个参与讨论的实体

处理过程：

1) 对于每个句子，从使用深层句法解析器产生的依存结构图中提取最短依赖路径。

2) 对于每个句子，基于提取出的最短依赖路径上的结点，建立不同的词性集 $SDP - POS_1$，$SDP - POS_2$，$\cdots$，$SDP - POS_m$。

3) 在每个词性集上建立单一语义核 $K_{POS_k\text{-}SSDP}(x, y)$ （$k = 1, 2, \cdots, m$）。

For $k = 1, 2, \cdots, m$

% sdp_i 和 sdp_j 分别代表第一条和第二条最短依赖路径上的结点

    For each $sdp_i \in SDP - POS_{kA}$

        初始化 $maxsim(sdp_i, SDP - POS_{kB}) = 0$；

        if $\exists sdp_j \in SDP - POS_{kB}$ where $sdp_i = sdp_j$ **then**

            $maxsim(sdp_i, SDP - POS_{kB}) = 1$；

        else for each $sdp_j \in SDP - POS_{kB}$

        % $semsim(word1, word2)$ 代表词汇语义相似度

            if($semsim(sdp_i, sdp_j) > maxsim(sdp_i, SDP - POS_{kB})$)**then**

                $maxsim(sdp_i, SDP - POS_{kB}) = semsim(sdp_i, sdp_j)$；

    End For

    if($maxsim(sdp_i, SDP - POS_{kB}) > \sigma$) **then**

    % σ 代表提前定义的语义相似度阈值

        $K_{POS_k\text{-}SSDP}(x, y) = K_{POS_k\text{-}SSDP}(x, y) + maxsim(sdp_i, SDP - POS_{kB})$；

图 4-14　POS-SSDP 的伪代码

End For
End For

4）构造复合核方法 $K_{POS-SSDP}(x,y)$。

% α,β,γ 代表各自核权重

$K_{POS-SSDP}(x,y) = \alpha K_{POS_1-SSDP}(x,y) + \beta K_{POS_2-SSDP}(x,y) + \cdots + \gamma K_{POS_m-SSDP}(x,y)$;

输出：$K_{POS-SSDP}(x,y)$

图 4-14 POS-SSDP 的伪代码（续）

对于两个关系实例 x 和 y，首先从深层解析器产生的无向依存图中提取两实体间的最短依赖路径。对于每条最短依赖路径，根据路径结点的词性，将所有路径结点划分到不同的词性集 $SDP - POS_1$，$SDP - POS_2$，$\cdots$，$SDP - POS_m$ 中，构造 m 种不同类别的词性集。然后针对每种类别的词性集，构造其对应的语义最短依赖路径核。具体构造方法为：对于关系实例 x 的该类词性集中的所有结点 sdp_i，遍历关系实例 y 的该类词性集 $SDP - POS_{kB}$ 内的所有结点 sdp_j。如果能找到与 sdp_i 结点词汇相同的结点 sdp_j，则结点 sdp_i 与 $SDP - POS_{kB}$ 的相似度为 1；否则，计算 sdp_i 与 $SDP - POS_{kB}$ 词性集内每个结点 sdp_j 的语义相似度，取最大值作为结点 sdp_i 与 $SDP - POS_{kB}$ 的相似度。为了平衡语义相似度与引入噪声的影响，引入 σ，即对于关系实例 x 的某类词性集中的某一结点 sdp_i，只有当其与 $SDP - POS_{kB}$ 的相似度大于某一阈值时，才将其累加至最后的相似度计算中。构造完每种类别的词性集对应的语义核 $K_{POS_k-SSDP}(x,y)(k = 1,2,\cdots,m)$ 后，以某种方式将所有语义核进行融合，得到最终的 POS-SSDP，即最终提出的 POS-SSDP 核方法是一种复合核方法。采用层叠泛化方式融合不同的语义核。

4.4.4 实验设置

1. 实验数据集

本部分实验数据来源于糖尿病论坛（Diabetes Forums），一共收集了568684 个帖子和 3303804 个句子，提取了药品和症状/疾病实体共现的 8161个句子，并由此衍生出 11157 个关系实例。为了建立数据集，手动标记了随机挑选的 500 个关系实例，包括 232 个正例和 268 个负例。

2. 实验流程

为了便于比较，本节实验首先在糖尿病数据集上实现了余弦核函数，以此作为基准。然后，为了验证词汇语义信息和最短依赖路径结合的有效性，加入了词汇语义相似度信息，但没有区分词性，实现了 SSDP（不区分词性）（POS-SSDP 的一个特例，即图 4-14 中 $m = 1$ 的情况）。最后，为了验证词性分析的有效性，实现了 POS-SSDP。为了与其他现有核方法进行比较，在糖尿病数据集上实施了几种常见的核方法，包括卷积树核、最短依赖路径核、余弦核和浅层语义核。在本实验中设置 $m = 2$，即将最短依赖路径上的结点划分到两类词性集：动词（verb）和其他词性（others）。这样划分的依据是本实验数据集的各词性统计信息。由表 4-15 可知，在实验数据集上，动词的数量最多，因此将其单独列为一类；形容词和副词的个数太少，以至于不能单独得到较好的性能，因此将名词、形容词和副词合并为除动词之外的其他词性类。

表 4-15　实验数据集上词性统计信息

词性	#词	比例（%）	词性	#词	比例（%）
名词	737	43.43	副词	14	0.82
动词	775	45.67	其他	36	2.12
形容词	135	7.96	总计	1697	100

本节实验在拥有 3.2GHz CPU Intel（R）Core（TM）i5-4570 和 8GB 内存的计算机上操作。使用斯坦福解析器对句子进行分词、词性标注、词根化，并进行依存结构解析，使用 JWS 实现了基于 WordNet 的词汇语义相似度计算。参照参考文献 [212]，对于 WordNet 中一词多义的情况，采用该词的 1 号含义，即最常用的含义，以此方式进行语义消歧。对于潜在语义分析，使用由4208450 篇维基百科文章提前训练的模型（Wiki_3）❶ 实现。该模型的维度为300，并且将词性信息作为词汇的一部分。所有相关的核都采用 SVMlight❷ 包实现。除特别说明，所有的参数都采用默认值。在本实验中，σ 的取值见表

❶　SEMILAR：A Semantic Similarity Toolkit ［EB/OL］．（2015-07-22）［2016-01-01］．http：//www. semanticsimilarity. org/.

❷　SVM^{light}. Support Vector Machine：Version 6.02 ［EB/OL］．（2008-08-14）［2015-12-23］．http：//www. cs. cornell. edu/People/tj/svm_light/.

4-16。所有的实验都采用 5 倍交叉策略。

表 4-16 各语义相似度方法在各类词性集上的最佳 σ 值

方法	动词	其他	方法	动词	其他
res	0.3	0.8	wup	1.0	0.7
lin	0.6	0.8	lch	0.7	0.9
jcn	0.2	0.3	path	0.4	0.5
LSA	0.9	0.1			

4.4.5 实验结果与分析

表 4-17 展示了在从网络健康社区提取药品不良反应任务中，采用不同的词汇语义相似度计算方法时 POS-SSDP 的性能。其中，"Without POS"表示不区分词性，"Verb"表示动词词性集，"Others"表示其他词性集，"SG（Verb + Others）"表示采用层叠泛化方法将动词词性集语义核和其他词性集语义核进行融合。最好的性能用黑体表示。由表 4-17 可知，当使用 jcn 词汇语义相似度计算方法且采用层叠泛化方法融合两类不同词性集对应的语义核时，POS-SSDP 得到了最高的平均准确率（76.20%）、精度（73.75%）和 $F1-score$ 值（75.02%）。此外，当使用潜在语义分析相似度度量且作用在其他词性集时，POS-SSDP 得到了最高的召回率（82.72%）。

表 4-17 POS-SSDP 的性能 （%）

核		方法	AA	Precision	Recall	F1-score
余弦核（Baseline）			73.80	71.26	73.21	71.94
SSDP	res	Without POS	74.80	72.29	74.05	72.90
	lin	Without POS	74.75	72.21	75.34	73.55
	jcn	Without POS	74.60	71.74	75.33	73.29
	wup	Without POS	74.80	72.03	74.90	73.27
	lch	Without POS	74.20	71.43	74.92	72.97
	path	Without POS	74.60	71.80	74.92	73.14
	LSA	Without POS	70.80	68.15	69.37	68.65

续表

核	方法		*AA*	*Precision*	*Recall*	*F1-score*
POS-SSDP	res	Verb	66. 00	65. 37	58. 20	61. 30
		Others	73. 60	71. 20	73. 27	72. 11
		SG（Verb + Others）	75. 80	73. 53	75. 88	74. 50
	lin	Verb	68. 00	67. 31	62. 67	64. 37
		Others	74. 40	71. 21	75. 80	73. 32
		SG（Verb + Others）	75. 80	73. 33	76. 37	74. 59
	jcn	Verb	67. 80	66. 82	63. 10	64. 40
		Others	74. 40	70. 92	76. 67	73. 58
		SG（Verb + Others）	**76. 20**	**73. 75**	76. 81	**75. 02**
	wup	Verb	66. 80	69. 15	57. 92	62. 48
		Others	74. 20	70. 78	76. 32	73. 35
		SG（Verb + Others）	75. 80	73. 21	76. 87	74. 76
	lch	Verb	67. 00	67. 07	58. 75	62. 24
		Others	74. 20	70. 78	76. 32	73. 35
		SG（Verb + Others）	75. 40	72. 74	76. 41	74. 33
	path	Verb	67. 40	67. 32	60. 18	62. 95
		Others	74. 20	70. 78	76. 32	73. 35
		SG（Verb + Others）	76. 00	73. 66	76. 47	74. 83
	LSA	Verb	66. 00	65. 29	58. 72	61. 51
		Others	59. 40	54. 12	**82. 72**	65. 38
		SG（Verb + Others）	69. 80	64. 16	78. 89	70. 57

1. 词汇语义相似度度量的有效性

为了验证词汇语义相似度度量的有效性，比较了 SSDP 和基准余弦核的性能。如图 4-15 所示，嵌入基于 WordNet 的词汇语义相似度的 SSDP 核在所有评价指标上都得到了比基准余弦核更好的性能。当嵌入基于 res 的词汇语义相似度时，SSDP 得到了最高的平均准确率（74. 80%）和精度（72. 29%）；当嵌入基于 lin 的词汇语义相似度时，SSDP 得到了最高的召回率（75. 34%）和 *F1-score* 值（73. 55%）。然而，当嵌入基于潜在语义分析的词汇语义相似度时，SSDP 核的性能较基准余弦核有所下降。潜在语义分析的低效可能是由于以下原因：①潜在语义分析方法计算的是词汇间的语义相关性，如"boat"和"quant"，而不是语义相似性，如"boat"和"vessel"，这说明过于泛化的语义信息可能会降低关系抽取的性能；②本部分实验所用的模型是由维基百科文章训练的，而本实验数据集由网络健康论坛的帖子组成，而且维基百科文章没有限制特定的领域，而本实验数据集则集中于医药领域。模型训练使用的数据和本实验数据集的领域与语言类型的异构性有可能会导致潜在语义分析不能有效地识别社会媒体文本中两实体间的关系。

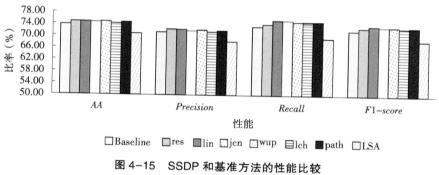

图 4-15　SSDP 和基准方法的性能比较

2.　词性分析的有效性

为了验证词性分析的有效性，比较了在不同词性集上的 POS-SSDP 的性能，如图 4-16~图 4-19 所示。对于嵌入基于 WordNet 的词汇语义相似度的 POS-SSDP 核，在所有评价指标上，采用层叠泛化方法融合所有词性集语义核时的模型性能最好，得到了最高的平均准确率（76.20%）和 $F1-score$ 值（75.02%）。这表明词性分析可以提高模型的泛化能力，且不同词性集间具有互补性。对于嵌入潜在语义分析的词汇语义相似度的 POS-SSDP 核，在融合所有词性集语义核时，也得到了最大的 $F1-score$ 值（70.57%）。由图 4-16~图 4-19 可知，与"携带信息量越大，预测能力越强"的直觉相反，POS-SSDP 在"Without POS"词性集上的性能不及"Others"，而"Others"词性集只是"Without POS"词性集的一个子集。这是因为"Verb"词性集可能会产生更多的 FN，即将药物不良反应识别为非药品不良反应。大多数情况下，POS-SSDP 在"Verb"词性集上的性能最差，这可能是因为动词在数据集上的分布不均匀，例如，在 500 个关系实例中，89 个关系实例产生的最短依赖路径中不包含动词。

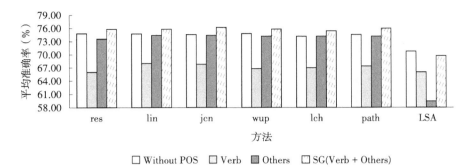

图 4-16 不同词性集上的 POS-SSDP 平均准确率比较

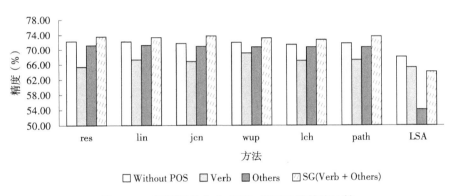

图 4-17 不同词性集上 POS-SSDP 的精度比较

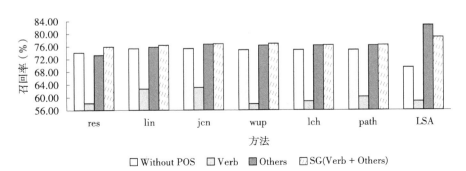

图 4-18 不同词性集上 POS-SSDP 的召回率比较

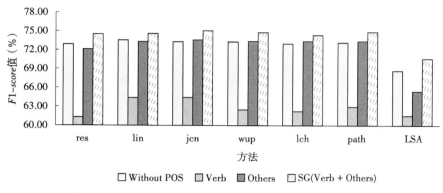

图 4-19　不同词性集上 POS-SSDP 的 *F1-score* 值比较

3. POS-SSDP 与已有核方法的比较

为了验证 POS-SSDP 的优越性，比较了其和在关系抽取任务中表现较好的卷积树核、最短依赖路径核、余弦核、浅层语义核的性能。由表 4-18 和图 4-20 可知，本书提出的 POS-SSDP 方法的性能优于参与比较的其他核方法。

表 4-18　POS-SSDP 和现有方法的性能比较　　　　　（%）

核方法	*AA*	*Precision*	*Recall*	*F1-score*
卷积树核	65. 50	66. 46	52. 50	58. 34
最短依赖路径核	71. 40	67. 24	75. 88	70. 61
余弦核	73. 80	71. 26	73. 21	71. 94
浅层语义核	74. 30	71. 15	75. 49	73. 17
POS-SSDP	76. 20	73. 75	76. 81	75. 02

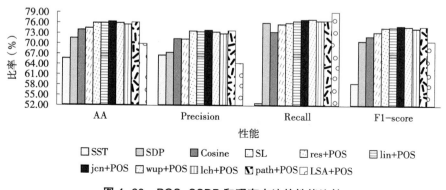

图 4-20　POS-SSDP 和现有方法的性能比较

4.5　小结

本章针对社会媒体药物不良反应关系抽取这一任务，建立了相关特征向量。首先提取了相关特征，基于对三个数据集上特征数量的分析，验证了社会媒体环境下特征向量具有高维性；然后运用信息增益这一过滤型方法，对抽取的特征进行了选择，运用实验方法对使用不同数量特征时药品不良反应关系抽取的性能进行了比较，发现当性能最高时，使用的特征数量占全体特征数量的比例较低，验证了特征选择对社会媒体关系抽取的有效性。识别了词汇特征和语义特征对药品不良反应关系抽取的有效性。对数据集上一些统计信息及选择的特征的构成和频次分布进行了分析，发现在社会媒体上，尤其是在"推特"这一社会媒体平台上，用户在句法层面和词汇层面的表达多样性更强。

此外，本章介绍了树核、卷积树核、最短依赖路径核和全路径图核，归纳了它们的优缺点和相应扩展方式，通过实验发现，对于药品不良反应关系抽取任务，最短依赖路径核可以获得比其他核方法更好的模型性能。运用组合学习理论，构建了基于核的分类器集成框架，运用不同的分类器结合策略对不同的基分类器进行融合。实验结果显示，与对应的单独方法相比，多数情况下采用加权相加和层叠泛化策略的分类器组合能提升社会媒体环境下药品不良反应关系抽取模型的性能。提出了基于词汇语义相似度和词性分析的POS-SSDP 核方法，通过实验发现，嵌入基于 WordNet 的词汇语义相似度可以提升模型性能；采用层叠泛化方法融合所有词性集语义核可以得到更好的性能；POS-SSDP 的性能优于参与比较的其他现有核方法，从而验证了 POS-SS-DP 方法的有效性。本书提出的 POS-SSDP 方法是一个框架，可以嵌入不同的词汇语义相似度度量，也可以采用不同的方法融合不同的词性集语义核。POS-SSDP 核解决了用户表达多样性的问题，弥补了深层解析器的不健壮性缺陷，对其他社会计算应用也具有指导意义。

第 5 章
基于半监督学习和集成学习的药品不良反应关系抽取

5.1 基于半监督集成学习的药品不良反应关系抽取

由表 4-7 可知，基于特征的社会媒体药品不良反应关系抽取方法得到的 AUC 都在 80% 以下，因此，有必要对该类方法进行改进。从社会媒体文本特点出发，即社会媒体上存在大量未标记样本，且药品不良反应关系抽取任务获得标记样本是费时费力的，同时社会媒体上的特征向量具有高维性和稀疏性。因此，为了进一步提升面向社会媒体的药品不良反应关系抽取模型的性能，可以考虑采用或改进充分利用未标记样本的半监督学习方法，或者融合基于数据划分和特征划分产生的多个分类器的集成学习方法。半监督学习和集成学习虽然属于不同的机器学习范畴，但是 Zhou 等[213] 在理论上证明了分类器融合对半监督学习的有用性。此外，未标记数据可以使集成学习在原始带标记数据数量很少的情况下仍然有效，并可以提高集成学习中基分类器的多样性[213-215]。融合半监督学习和集成学习的半监督集成学习已经得到了广泛关注。因此，本章提出了融合协同训练和集成学习的系列半监督集成学习方法 Co-Ensemble，包括 Co-Bagging、Co-Boosting 和 Co-RS。

5.1.1 半监督学习

机器学习可分为三种基本类型：有监督学习、半监督学习和无监督学习。有监督学习可以解决分类和回归问题。对于分类问题，有监督学习利用有标记样本预测类标签。一般来说，有监督学习可以得到较好的性能，但人工标注数据需要耗费大量的人力和物力，并需要相关专业知识。半监督学习自动地利用大量未标记样本，以辅助有标记样本进行学习[216]。根据不同学习场景，半监督学习可以分为半监督分类、半监督回归、半监督聚类和半监督降维[217]，本章主要研究半监督分类。半监督分类方法主要有四种主流范型，即生成式模型参数估计法、基于图的方法、半监督 SVM 方法和基于分歧的方法[213,216]。生成式模型参数估计法假设所有数据都由相同生成式模型产生，通常根据极大似然估计模型参数，以将未标记数据与学习目标联系起来。基于图的方法基于流形假设，将数据集映射为图，样例为图上的结点，该方法的实质是标签传播（label propagation），即利用图上的邻接关系，将类标签从有标记样本向无标记样本传播[217]。半监督 SVM 方法试图通过调整 SVM 的超平面和未标记样本的标签，使 SVM 在所有带标记和无标记数据上间隔最大化[216]。基于分歧的方法起源于协同训练方法[126]，通过多个学习器利用未标记数据，在学习过程中，将未标记样本作为多个学习器间的信息交互平台[216]。本书使用较为经典的自训练（self-training）和协同训练（co-training）作为半监督方法。

1.　自训练

如图 5-1 所示，在自训练方法中，首先利用标记集 L 训练初始分类器，使用该分类器对未标记数据 U 进行预测，选择置信度高的 P 个正类样本和 N 个负类样本连同伪标签（即前一迭代过程中分类器预测的类标签）加入训练集，形成新的训练集 L 。如此迭代，直到不存在未标记样本或达到指定的迭代次数。在自训练方法中，错误会不可避免地在迭代过程中不断累积。

输入：带标记样本集合 L ；

　　　不带标记样本集合 U ；

　　　基分类器学习算法 f

处理过程：

　　　每一次循环到 T 次循环：

　　　　　使用 L 样本中的一部分 x_1 训练分类器 f_1 ；

　　　　　利用 f_1 标记 U ；

　　　　　选择 U 中置信度最高的 P 个正类样本和 N 个负类样本从 U 中移除并添加到 L ；

输出：$F(x) = f(x)$

图 5-1　自训练伪代码

2. 协同训练

协同训练最早由 Blum 和 Mitchell[126] 提出，是一种多视图学习方法，其要求视图满足以下两个前提[216]：①"充分冗余"，即每个视图都包含足够产生强学习器的信息；②对类别标记来说，两个视图条件独立。通常来说，不同的视图由不同的属性集构成。例如，表示一个网页的属性集可以包括两个视图，即网页本身所包含信息构成的视图与其他网页指向该网页的超链接所包含信息构成的视图。再如，一幅图像既可以由图像本身信息描述，也可以由其关联的文字信息描述，每一个属性集都可以形成一个视图。如图 5-2 所示，协同训练方法首先在每个视图上利用带标记数据分别训练一个分类器，每个分类器预测未标记样本的类别，从中挑选若干置信度高的样本，连同分类器预测的伪标记加入另一个视图的分类器的训练样本中进行更新。如此迭代，直到两个分类器不再发生变化或达到指定的迭代次数。协同训练方法的伪代码如图 5-3 所示。

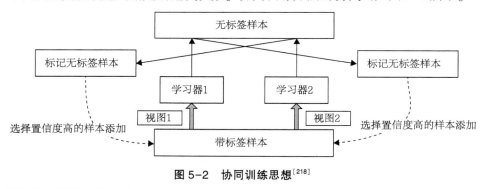

图 5-2　协同训练思想[218]

输入：带标记样本集合 L；
　　　不带标记样本集合 U；
　　　基分类器学习算法 f
处理过程：
　　　每一次循环到 T 次循环：
　　　　　利用 L，且只使用一部分特征 $\boldsymbol{x}_1$ 训练分类器 f_1；
　　　　　利用 L，且只使用一部分特征 $\boldsymbol{x}_2$ 训练分类器 f_2；
　　　　　利用 f_1 标记 U，并挑选出置信度最高的 P 个正类样本和 N 个负类样本；
　　　　　利用 f_2 标记 U，并挑选出置信度最高的 P 个正类样本和 N 个负类样本；
　　　　　将挑选出的样本移除 U 并添加到 L
输出：$F(\boldsymbol{x}) = f_1(\boldsymbol{x}_1) * f_2(\boldsymbol{x}_2)$

图 5-3　协同训练方法的伪代码

5.1.2　集成学习

集成学习为解决同一个问题训练多个学习器，并将这些学习器进行结合，以提高学习系统的泛化能力。其中，单个学习器被称为基分类器。基分类器间可以是同类的（即相同的学习算法），也可以是异类的（即不同的学习算法）。一般来说，相对于基分类器，集成学习可以获得更强的泛化能力[179]。集成系统的有效性及优越性已经在计算机辅助医疗、图像识别、情感分析等领域得到了广泛的验证。为了保证集成系统具有良好的性能，多样性和准确性是其不可或缺的两个条件[179]。多样性可以通过多种途径获得，如参数选择、输出变量重构。本书主要关注两类多样性产生方式，即基于样本重构的方法和基于特征重构的方法[189,219]。随着集成学习研究的不断发展，已经出现了很多种集成学习算法。本书主要关注几种较为经典的算法，即 Bagging、Boosting 和随机子空间（random subspace）。其中，前两者属于基于样本重构的方法，而随机子空间关注特征重构。

1. Bagging

Bagging 是 boosting aggregating 的缩写，于 1996 年由 Breiman[220] 提出，对训练样本进行有放回重复采样，构造新训练集，以便在基分类器间产生多样性。由于是有放回的随机采样，因此，某些训练样本可能被抽到多次，而有些样本可能一次都不会被抽到。Bagging 对基分类器是否稳定较为敏感。当训练数据发生的较小变化会导致基学习器性能产生较大差异时，该基分类器是不稳定的。Bagging 能明显提升不稳定学习算法的性能，但对于稳定的学习算法，其性能提升效果不明显，甚至会降低其性能。Bagging 算法的伪代码如图 5-4 所示。

输入：训练集 $D = \{(\boldsymbol{x}_1,y_1),(\boldsymbol{x}_2,y_2),\cdots,(\boldsymbol{x}_m,y_m)\}$；

　　　基分类器学习算法 f；

　　　迭代次数 T；

　　　采样大小 k

处理过程：

　　For $t = 1,2,\cdots,T$ **do**

　　　　$D_t = sample(D,k)$；%从训练集 D 中有放回地随机重复抽取 k 个样本，构造 D_t

　　　　$h_t = f(D_t)$　　　　%利用基分类器算法 f 在 D_t 上训练基分类器 h_t

　　End For

输出：$H(x) = argmax_{y \in Y} \sum_{t=1}^{T} 1(y = h_t(\boldsymbol{x}))$ %如果 α 为真，则 $1(\alpha) = 1$；否则 $1(\alpha) = 0$

图 5-4　Bagging 算法的伪代码

2. Boosting

Boosting 指的是一系列可以将弱分类器（即仅稍比随机猜测强的学习器）转化为强分类器（即性能很好的分类器）的算法集合[221]。其理论基础为 1990 年 Schapire[221] 验证的多个不同的弱分类器个体可以组合成一个强分类器，其对于弱学习与强学习是否等价的问题给出了肯定的答案。Boosting 是一种串行的学习算法，即在每一次迭代过程中，学习器训练过程受上一轮迭代训练的学习器的影响[222]。具体来说，在每一次迭代训练学习器的过程中，会更加关注上一轮被错分的样本[179]。在 Boosting 算法中，最著名的为 AdaBoost 算法[223]。如图 5-5 所示，AdaBoost 算法首先赋予每个样本相同的权重，在每次迭代过程中，利用训练数据训练基分类器，计算每一个基分类器的误差，并根据该误差调整样本权重：对于分类错误的样本，加大其对应的权重；而对于分类正确的样本，降低其权重，以此方式使被已有分类器错分的样本以较大的概率出现在新分类器的训练集中，这样训练的焦点将会集中在较难分类的训练数据样本上。然后，利用重构的训练集在下一次迭代中训练基分类器。最后，通过加权的方式融合每次迭代过程中产生的基分类器。在融合过程中，性能较好的基分类器将获得较高的权重。Boosting 算法对弱学习器泛化能力的提升是比较明显的。然而，其容易造成过拟合，且容易受噪声数据和异常数据的影响。

输入：训练集 $D = \{(x_1, y_1),(x_2, y_2),\cdots,(x_m, y_m)\}$;

　　　基分类器学习算法 f ;

　　　迭代次数 T

处理过程：

$D_1(i) = 1/m$ 　　　　　　　　　　　　%初始化样本权重

For $t = 1,2,\cdots,T$ **do**

　　$h_t = f(D, D_t)$; 　　　　　　　　%在样本分布 D_t 下使用基分类器算法 f 训练基分类器

　　$\varepsilon_t = Pr_{i\sim D_i}[h_t(x_i) \neq y_i]$ 　　%计算 h_t 的误差

　　if $\varepsilon_t > 0.5$ **break**

　　$\alpha_t = \dfrac{1}{2}\ln\dfrac{1-\varepsilon_t}{\varepsilon_t}$ 　　　　　　%确定基分类器 h_t 的权重

　　$D_{t+1} = \dfrac{D_t(i)\exp(-\alpha_t y_i h_t(x_i))}{Z_t}$ %重新给样本赋予权重，如果 $y_i = h_t(x_i)$ ，则 $y_i h_t(x_i) =$

　　　　　　　　　　　　　　　　　1；否则 $y_i h_t(x_i) = 0$ ； Z_t 代表归一化因子

End

输出：$H(x) = \text{sign}(\sum_{t=1}^{T}\alpha_t h_t(x))$

图 5-5　AdaBoost 算法的伪代码

3. 随机子空间

　　Bagging 和 Boosting 基于数据重构产生多样性，而随机子空间属于基于特征划分的方法[219,224]。随机子空间方法在初始特征集中随机选取一定比例的特征，构造不同的特征子集，然后利用这些不同的特征子集训练分类器，最后以多数投票的方式将这些基分类器进行融合。该方法较适用于特征维数较高的分类问题。随机子空间的伪代码如图 5-6 所示。

输入：训练集 $D = \{(x_1, y_1),(x_2, y_2),\cdots,(x_m, y_m)\}$;

　　　基分类器学习算法 f ;

　　　迭代次数 T ;

　　　抽取的特征所占比例 k

处理过程：

　　For $t = 1,2,\cdots,T$ **do**

　　　$D_t = RS(D, k)$; 　　　%随机从训练集 D 特征空间中抽取比例 k 的特征，并以此过滤训

　　　　　　　　　　　　　　　练样本

　　　$h_t = f(D_t)$; 　　　　　%利用基分类器算法 f 在 D_t 上训练基分类器 h_t

　　End For

输出：$H(x) = argmax_{y\in Y}\sum_{t=1}^{T}(y = h_t(x))$ 　%如果 α 为真，则 $1(\alpha) = 1$ ；否则 $1(\alpha) = 0$

图 5-6　随机子空间的伪代码

5.1.3　Co-Ensemble 方法

如第 5.1.1 节中所述，协同训练需要满足两个视图充分且独立的前提，这在实际应用中是较难满足的。学者们提出了一系列扩展方法，这些方法一般可以被分为多视图方法和单视图方法。

多视图方法作用在多个属性集上（每个属性集形成一个视图）。例如，Co-EM[225] 通过在两个视图上联合进行 EM 参数估计进行学习。Nigam 等[225] 通过实验发现，在属性集维度很高、包含大量冗余属性时，随机地把属性集划分为多视图后，协同训练也可以得到很好的效果。Wang 等[226] 提出了"PASCO"方法，随机地将属性集划分为多个属性子集，在每个子集上训练一个分类器。在此基础上，Yaslan 和 Cataltepe[227] 提出了"Rel-PASCO"方法，与 PASCO 方法随机产生属性子集不同，Rel-PASCO 方法在划分属性子集时，考虑了特征与类别标记的互信息，以避免在一个属性子集上，全部都是不相关特征。

单视图方法作用在整个数据集上，通过其他方式生成多个学习器。例如，Goldman 和 Zhou[228] 提出了 Statistical Co-training 方法，该方法作用在单视图（整个数据集）上，使用两种不同的学习算法生成两个不同的分类器，然后按标准 Co-training 的方式增强分类器。其不需要两个充分且条件独立的视图，但该方法的前提条件是样本空间需要被划分为若干个等价类（例如，对于决策树来说，每个叶子结点对应一个等价类）。在每次迭代中，采取 10 倍交叉策略估计这些等价类的置信度，并挑选置信度最高的样本进行标记，而且在进行最终预测时，也需要采用 10 倍交叉策略。考虑到 10 倍交叉策略的耗时性，该方法是比较低效的，同时，在标记样本较少的情况下，采用 10 倍交叉策略也是不适当的。另外，样本空间划分为等价类的前提条件限定了必须使用决策树算法，因此，限制了其实际应用能力。为了避免上述方法的局限性，Goldman 和 Zhou[229] 提出了民主协同训练（Democratic Co-learning，DCL）方法。DCL 在单视图上采用不同的分类算法，在挑选未标记数据进行标记时，采用"少数服从多数"的策略。DCL 不限定具体的分类算法，但其在计算每个分类器的权重时（影响到未标记样本的选择及最终分类器的确定）仍需要采用低效的 10 倍交叉策略。Zhou 和 Li[127] 提出了三体训练法 （Tri-training），该方法在单视图数据集上训练三个分类器，并采用 "少数服从多数" 的策略标记未标记样本，即若两个分类器对某个未标记样本的标记结果一致，则利用这两个分类器对该样本进行标记，并将该伪标记样本加入第三个分类器的训练集中。最终分类器通过三个分类器的多数投票确定。三体训练法无需多视图，不需要特定的分类算法，不需要采用 10 倍交叉策略确定置信度，因此适用范围较广。在三体训练法的基础上，Li 和 Zhou[128] 将三个分类器推广到更多分类器，提出了协同森林法 （Co-Forest）。协同森林法利用随机森林（random forest）[230] 集成方法产生多个分类器，并采用 "少数服从多数" 的策略产生伪标记样本。当分类器个数较多时，分类器间的多样性很难保持，因此协同森林法除了依靠随机森林产生的分类器的多样性外，还依靠在未标记样本集 U 中随机挑选待标记样本集等方式注入随机性，从而缓解学习过程的 "早熟" 现象。Jiang 等[231] 提出了 "Inter-training" 方法，其同样采用 "少数服从多数" 的策略，选择置信度最高的未标记样本进行标记。在挑选伪标记样本时，依据分类器误差和分布误差对加入伪标记样本前后的分类器进行比较，只有在满足一定条件时，该伪标记样本才被加入训练集中。

　　DCL、三体训练法、协同森林法和 Inter-training 方法以基于分歧的半监督学习为桥梁，在一定程度上结合了半监督学习和集成学习。半监督学习和集成学习虽然属于不同的机器学习范畴，但 Zhou[213] 在理论上证明了分类器融合对半监督学习的有用性。例如，Hady 等[232] 提出了 "CoBC" （Co-Training by Committee），利用未标记样本实施了 Bagging[220]、AdaBoost[223] 和随机子空间[219,224] 等集成方法，Semi-Bagging[233]、Semi-Stacking[234]，SemiMultiAda-Boost[235] 方法也分别被检验。

　　由以上分析可知，目前对半监督学习的扩展以单视图方法为主，且大多数半监督集成学习方法本质上属于自训练范畴，虽然通过集成学习提高了伪标记样本的准确性，但是没有充分利用协同训练中两个视图下分类器互相学习的机制。社会媒体上文本的特征维度非常高，且存在大量冗余特征，因此，通过随机划分特征子集，协同训练也可能得到较好的效果[225]。本书认为，在社会媒体环境下，将多视图方法和单视图方法进行结合，有可能进一步提升药品不良反应关系抽取的性能，因此提出了基于协同训练和集成学习的协同集成方法 Co-Ensemble，包括 Co-Bagging、Co-Boosting 和 Co-RS。一方面，相较于自训练和集成方法的结合，协同训练方法可以通过特征划分的方式进一步提高集成分类器间的多样性，使两个集成分类器可以互相学习；另一方面，集成学习可以提高伪标记样本的标记准确性，避免过多错误标记噪声的影响。Co-Ensemble 框架的实施通过将 Co-training 算法中的基分类器用集成分类器（如 Bagging、AdaBoost、随机子空间）代替。本书中集成分类器采取的基分类器为支持向量机。面向药品不良反应关系抽取任务的半监督集成学习融合框架如图 5-7 所示。首先提取不同种类的特征集，包括词汇特征（Lexical and POS Features）、解析树特征（Constituent Tree Features）、依存结构特征（Dependency Features）、语义特征（Semantic Features）和全部特征（Full Features）。依照 Co-training 的范式分为 m 个视图，在每个视图上训练 t 个分类器并进行集成，然后依照半监督学习的范式进行迭代。Co-Ensemble 方法的伪代码如图 5-8 所示。

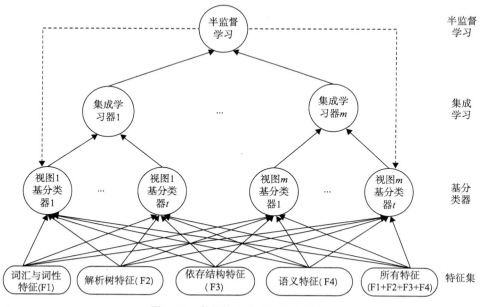

图 5-7　半监督集成学习融合框架

输入：标记样本集 L；

　　　未标记样本集 U；

　　　基分类器学习算法 f；

　　　迭代次数 T；

　　　将 x 划分为两个视图（x_1, x_2）；

　　　集成分类器学习算法 Ens

处理过程：

$L_1 = L$，$L_2 = L$

对每一次迭代过程直至 T 次迭代：

　　　$L_1' = \varphi$，$L_2' = \varphi$

　　　利用 L_1 和 x 的部分 x_1 训练集成分类器 $Ens_1(L_1, f)$；

　　　利用 L_2 和 x 的部分 x_2 训练集成分类器 $Ens_2(L_2, f)$；

　　　利用 $Ens_1(L_1, f)$ 从未标记样本集 U 中挑选出置信度最高的 P 个正类样本和 N 个负类样本，并加入 L_2'；

　　　利用 $Ens_2(L_2, f)$ 从未标记样本集 U 中挑选出置信度最高的 P 个正类样本和 N 个负类样本，并加入 L_1'；

　　　将带伪标签的挑选出的样本加入相应的标记样本集 $L_1 = L_1 \cup L_1'$，$L_2 = L_2 \cup L_2'$，并从未标记样本集中移除 $U = U - L_2' - L_1'$

输出：$F(x) = Ens_1(x_1) * Ens_2(x_2)$

图 5-8　Co-Ensemble 的伪代码

5.1.4　实验设置

本部分实验使用第 4.1 节中的 HD 数据集。首先，通过一个定制的网络爬虫从一个网络论坛中收集数据；然后，开发一个基于正则表达式的解析器，用于提取感兴趣的字段；采取一些措施进行文本预处理，如屏蔽个人可识别信息、删除 url，并利用 OpenNlp 将每个帖子分割成句子。这意味着本实验是在句子层面而不是整个文档层面开展。作为药品不良反应关系抽取的前提条件，根据之前的研究进行了相关的实体识别。筛选可能讨论不良反应的文本，最终选择同时提到药品和疾病/症状两类实体的 13219 句话（19162 个关系实例）进行进一步分析。对于包含 n 个药物和 m 个疾病/症状的句子，可以推导出 $n \times m$ 个关系样本，每个关系样本指的是一个特定的药物—疾病对。使用第

4.1 节中建立的特征向量，本部分实验加入了未标记样本，因此引入了额外的特征，新的特征向量的组成见表5-1。

表 5-1　加入未标记数据后特征向量的组成

特征集	特征小类	特征数量
词汇特征（12342）	Words *	8766
	POS *	3520
	RPET	2
	Overlap *	54
解析树特征（585）	SPW *	505
	#SP	29
	LCA	12
	SPR *	21
	SPL *	18
依存结构特征（6287）	#SDP	12
	SDPW *	5860
	Predicate	415
语义特征（301）	Drug Indication	1
	Negation	1
	Prevention	1
	UMLS Group	30
	UMLS Type	268
所有特征		19515

为了验证 Co-Ensemble 方法的有效性，实施了一系列实验。分别在词汇特征集、解析树特征集、依存结构特征集、语义特征集和包含上述所有特征的特征集（标记为"Full"）上实施了集成学习、协同训练和 Co-Ensemble（包括 Co-Bagging、Co-Boosting、Co-RS）方法。为了与本书提出的 Co-Ensemble 方法比较，实施了自训练以及基于自训练方法和集成学习方法的 Self-Ensemble（包括 Self-Bagging、Self-Boosting、Self-RS）方法。本实验在配备 3.1GHz CPU AMD FX（tm）-8120 和 16GB 内存的计算机上操作。使用数据挖掘工具 WEKA，版本为 3.6.5。在参与比较的方法中，支持向量机、Bagging、

AdaBoost、随机子空间方法分别采用 SMO 模块、Bagging 模块、AdaBoostM1 模块和随机子空间模块进行实施。对于其他方法，利用 WEKA 包自行实现。在实施协同训练时，随机将特征集划分为两部分，每一部分形成一个视图。除特别说明，所有参数都采用默认值。在半监督学习中，设置 $P = 3$，$N = 1$，迭代次数 $T = 50$。此外，所有实验都采用 10 倍交叉策略，取 10 次实验的平均值作为最后的结果。

5.1.5　实验结果与分析

表 5-2 和表 5-3 分别比较了在不同特征集上采用不同方法的平均准确率和 AUC，同一种方法在五组特征集上的最佳性能用黑体表示，同一个数据集上不同方法得到的最佳性能由斜体和下划线表示。由表 5-2 和表 5-3 可知，基于协同训练和随机子空间的 Co-RS 方法在全特征集上获得了最好的性能（平均准确率：79.11%；AUC：0.8148）。

表 5-2　在不同特征集上采用不同方法的平均准确率比较　　　　　（%）

方法		语义特征	解析树句法特征	依存结构句法特征	词汇特征	全特征
SVM		73.85	71.80	69.60	67.32	69.46
集成学习	Bagging	**74.46**	72.05	68.74	67.49	70.04
	Boosting	**75.54**	70.30	70.45	67.03	69.63
	RS	74.05	**74.18**	72.55	69.60	69.77
半监督学习	Self-SVM	**74.55**	72.29	70.69	69.43	69.90
	Co-SVM	74.33	**75.14**	74.11	73.05	70.59
半监督集成学习	Self-Bagging	**75.63**	73.54	72.94	68.84	70.79
	Self-Boosting	_76.27_	72.43	71.26	67.54	69.99
	Self-RS	74.41	**75.78**	74.64	73.40	70.79
	Co-Bagging	74.22	**76.07**	75.80	72.24	71.02
	Co-Boosting	75.71	74.57	**75.96**	75.29	70.52
	Co-RS	74.16	_76.19_	_77.08_	_77.99_	_79.11_

表 5-3　在不同特征集上采用不同方法的 *AUC* 比较

方法		语义特征	解析树句法特征	依存结构句法特征	词汇特征	全特征
SVM		0.6669	0.6531	0.6930	0.7170	0.7618
集成学习	Bagging	0.6828	0.6625	0.7063	0.7421	0.7852
	Boosting	0.6994	0.6270	0.6925	0.7083	0.7654
	RS	0.6554	0.6683	0.7243	0.7521	0.7946
半监督学习	Self-SVM	0.7108	0.6567	0.7005	0.7215	0.7636
	Co-SVM	0.6924	0.6709	0.7230	0.7284	0.7589
半监督集成学习	Self-Bagging	0.7054	0.6789	0.7239	0.7521	0.7987
	Self-Boosting	0.7109	0.6480	0.7008	0.7141	0.7704
	Self-RS	*0.7137*	0.6852	0.7372	0.7674	0.8099
	Co-Bagging	0.6904	*0.6854*	0.7296	0.7519	0.7908
	Co-Boosting	0.7053	0.6709	0.7217	0.7324	0.7603
	Co-RS	0.7115	0.6647	*0.7409*	*0.7788*	*0.8148*

1. 作用于不同特征集的实验结果分析

由表 5-3 可知，大多数方法作用在语义特征集上时得到了最高的平均准确率，这些方法包括 SVM、Bagging、Boosting、Self-SVM、Self-Bagging 和 Self-Boosting。这说明语义特征对社会媒体药品不良反应识别有重要的作用，与之前的研究结论一致[13,17]。但是，在语义特征集上实施协同训练相关方法的效果较差，其主要原因在于本实验中协同训练的两个视图由随机划分的方式产生，而语义特征数量较少，在语义特征集上不存在充分且独立的特征子集。因此可以推测，协同训练在特征数量较少的特征集上采用随机划分的方式获得两个视图，其分类效果较差。对于词汇特征集和全特征集，除了实施 Co-RS 方法时相比于其他特征集得到了最好的性能，实施其他方法的性能都较差，这主要是由社会媒体文本的特点导致的，如拼写错误、口语化表达、表达多样性，使词汇特征集和全特征集中包含了大量的冗余特征或者噪声，因此影响了分类性能。而对于 *AUC* 评价指标来说，对于所有的方法，全特征集都得到了最好的性能，词汇特征紧随其后，而语义特征没有表现出优越性。而且除了随机子空间方法，大多数方法在作用于句法特征集时，都得到了最差的分类性能，这主要是因为：一方面，在健康论坛中存在很多长句；另一方面，上述社会媒体文本特点容易降低深度句法解析器的解析效果，出现解析错误[192]。在词汇特征集、全特征集和语义特征集上，平均准确率和 AUC 两种评价指标的结果出现了较大的差异，这主要是由类别不均衡造成的，在本实验中，正样本和负样本数量的比值约为 1 : 3。

2. 不同方法的实验结果分析

（1）集成学习方法的比较

如图 5-9 和图 5-10 所示，在三种集成学习方法中，在解析树特征集（Constituent Tree）、依存结构特征集（Dependency）和词汇特征集（Lexical）上，随机子空间方法都得到了最高的平均准确率。同时，除了在语义特征集（Semantic）上，随机子空间方法在所有其他特征集上都得到了最高的 AUC。最高的 AUC（0.7946）由随机子空间方法作用在全特征集上取得，表明了随机子空间方法适合处理包含大量冗余特征的数据。除了在语义特征集上，Boosting方法在所有特征集上的分类性能都较差，而在语义特征集上，Boosting 方法优于其他集成学习方法，得到了 75.54% 的平均准确率和 0.6994 的 AUC。这是因为 Boosting 方法容易受到噪声数据的影响[189]，而语义特征集中特征相对紧凑，数量较少，只占所有特征的 1.5%。

（2）半监督学习方法的比较

如图 5-11 和图 5-12 所示，作用在解析树特征集、依存结构特征集和词汇特征集上时，相对于 Self-SVM 和 SVM，Co-SVM 的分类性能较好。在语义特征集和全特征集上，Co-SVM 的分类性能较差，其原因可能在于协同训练中两个视图充分且条件独立的两个前提条件无法满足[236,237]。几乎在所有特征集上，Co-SVM 和 Self-SVM 都获得了比监督学习更好的性能，验证了利用标记样本和未标记样本进行分类的有效性。

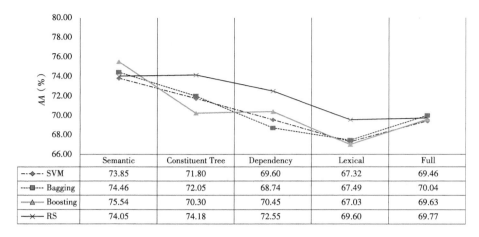

	Semantic	Constituent Tree	Dependency	Lexical	Full
SVM	73.85	71.80	69.60	67.32	69.46
Bagging	74.46	72.05	68.74	67.49	70.04
Boosting	75.54	70.30	70.45	67.03	69.63
RS	74.05	74.18	72.55	69.60	69.77

图 5-9　集成学习方法的 AA 分析

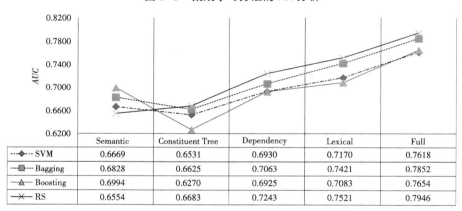

	Semantic	Constituent Tree	Dependency	Lexical	Full
SVM	0.6669	0.6531	0.6930	0.7170	0.7618
Bagging	0.6828	0.6625	0.7063	0.7421	0.7852
Boosting	0.6994	0.6270	0.6925	0.7083	0.7654
RS	0.6554	0.6683	0.7243	0.7521	0.7946

图 5-10　集成学习方法的 AUC 分析

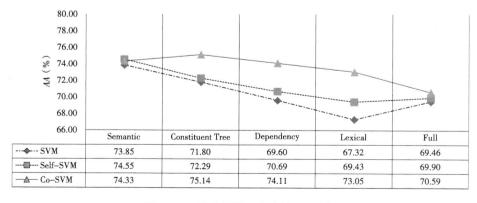

	Semantic	Constituent Tree	Dependency	Lexical	Full
SVM	73.85	71.80	69.60	67.32	69.46
Self-SVM	74.55	72.29	70.69	69.43	69.90
Co-SVM	74.33	75.14	74.11	73.05	70.59

图 5-11　半监督学习方法的 AA 分析

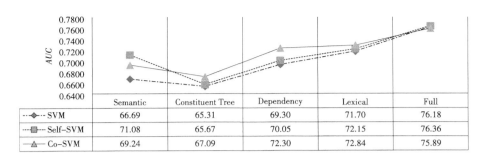

	Semantic	Constituent Tree	Dependency	Lexical	Full
◆ SVM	66.69	65.31	69.30	71.70	76.18
■ Self-SVM	71.08	65.67	70.05	72.15	76.36
▲ Co-SVM	69.24	67.09	72.30	72.84	75.89

图 5-12 半监督学习方法的 *AUC* 分析

（3）半监督集成学习方法的有效性

图 5-13~图 5-16 所示为半监督集成学习相对于集成学习和半监督学习的平均准确率与 *AUC*。随着特征集中特征数量的增加（从解析树句法特征集到全特征集），Co-RS 方法的分类性能不断增强，平均准确率由 76.19% 提升到 79.11%，*AUC* 值由 0.6647 提升到 0.8148，且都在全特征集上达到峰值。由于协同训练和随机子空间方法都是基于特征划分，因此 Co-RS 方法较适合处理社会媒体高维数据。此外，基于随机子空间的半监督集成方法在特征数量较多的特征集上分类性能较好，如依存结构句法特征集、词汇特征集和全特征集。在实验的六种半监督集成方法中，Self-Boosting 在大多数特征集上的表现最差，唯一的例外为在语义特征集上得到了最高的平均准确率（76.27%）。由此推测，Self-Boosting 可能较适合处理低维数据。

如图 5-13 和图 5-14 所示，在大多数情况下，半监督集成学习方法相比于对应的集成学习方法，其分类性能都有所提升。此外，如图 5-16 所示，SVM、Self-SVM 和 Co-SVM 几乎在所有特征集上的分类性能都处于下游，说明融合半监督学习和集成学习的半监督集成学习方法相比于对应的半监督学习方法，其分类性能都有所提高。

由图 5-13~图 5-16 可知，在语义特征集这一特征维数很低的特征集上，Self-Ensemble 相比于 Co-Ensemble 得到了更好的性能（包括平均准确率和 *AUC*），而在其他特征集上，Co-Ensemble 方法得到的平均准确率都比 Self-Ensemble 方法高，大多数情况下，Co-Ensemble 方法也得到了比 Self-Ensemble 方法高的 *AUC* 值。但是在全特征集上，Co-Bagging 和 Co-Boosting 得到的

AUC 值却比相应的 Self-Bagging 和 Self-Boosting 低，其原因可能在于在协同训练中，没有满足两视图相互独立的前提。因此，我们推断，Co-RS 在特征维数很高的数据集上较对应的 Self-RS 方法更有效，而 Co-Bgging 和 Co-Boosting 方法比对应的 Self-Bagging 和 Self-Boosting 更适合处理特征维数适中的数据集（特征维数不是特别高也不是特别低）。

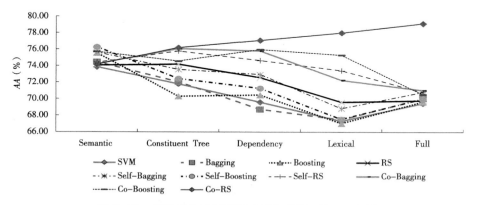

图 5-13　半监督集成学习相对于集成学习的 AA 分析

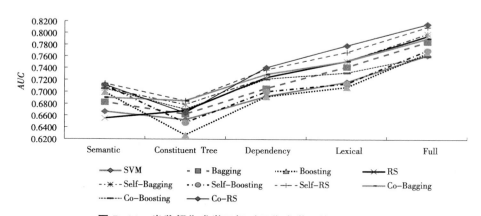

图 5-14　半监督集成学习相对于集成学习的 AUC 分析

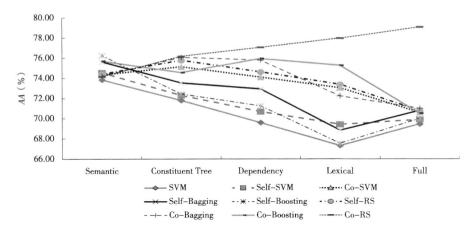

图 5-15　半监督集成学习相对于半监督学习的 *AA* 分析

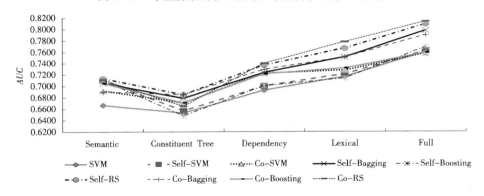

图 5-16　半监督集成学习相对于半监督学习的 *AUC* 分析

表 5-4 展示了集成学习方法相对于 SVM、半监督学习方法相对于 SVM、半监督集成学习方法相对于对应的集成学习方法和半监督学习方法的 t 检验的 p 值。检验结果表明，除语义特征集外，在其他所有特征集上，Bagging 和随机子空间的 *AUC* 值都显著高于 SVM（$p<0.05$）。只有在语义特征集上，Boosting 的平均准确率相对于 SVM 显著提高（$p<0.01$）。对于半监督学习方法，相对于 SVM，协同训练方法在句法特征集上得到了显著提升的性能（$p<0.05$），自训练方法在语义特征集和解析树句法特征集上得到了显著提升的性能（$p<0.05$）。相对于相应的集成学习方法，半监督集成学习方法在几乎所有特征集上都得到了显著提高的平均准确率和 *AUC*（$p<0.05$）。相对于相应的半监督学习方法，Self-RS 方法在大多数特征集上都得到了显著提高的平均准确率和 *AUC*。

表 5-4　不同方法在 AA 和 AUC 评价指标上的配对 t 检验 p 值

方法	语义特征		解析树句法特征		依存结构句法特征		词汇特征		全特征	
	AA	AUC	AA	AUC	AA	AUC	AA	AUC	AA	AUC
Bagging>SVM	0.281	0.229	0.604	<0.001**	0.632	0.035*	0.542	<0.001**	0.052	<0.001**
Boosting>SVM	0.004**	0.055	0.021+	0.094	0.279	0.762	0.747	0.376	0.831	0.701
RS>SVM	0.550	0.339	<0.001**	<0.001**	0.108	0.002**	0.069	<0.001**	0.476	<0.001**
Self-SVM>SVM	0.034*	0.003**	0.046*	0.003**	0.121	0.020*	0.114	0.055	0.014*	0.127
Co-SVM>SVM	0.242	0.003**	<0.001**	0.003**	0.019*	0.009**	0.008**	0.127	0.033*	0.364
Self-Bagging>Bagging	0.007**	<0.001**	0.005**	<0.001**	0.013*	<0.001**	0.004**	0.001**	0.005**	<0.001**
Co-Bagging>Bagging	0.532	0.002**	<0.001**	0.002**	0.001**	<0.001**	0.001**	0.025*	0.005**	0.171
Self-Boosting>Boosting	0.004**	<0.001**	0.004**	<0.001**	0.080	0.01*	0.068	0.015*	0.011*	0.014*
Co-Boosting>Boosting	0.679	<0.001**	<0.001**	<0.001**	0.008**	0.004**	<0.001**	0.022*	0.294	0.590
Self-RS>RS	0.047*	<0.001**	0.001**	<0.001**	0.001**	<0.001**	<0.001**	0.003**	0.005**	<0.001**
Co-RS>RS	0.209	0.247	<0.001**	0.247	<0.001**	<0.001**	<0.001**	0.002**	<0.001**	<0.001**
Self-Bagging>Self-SVM	0.107	<0.001+	0.001**	<0.001**	0.080	<0.001**	0.603	<0.001**	<0.001**	<0.001**
Self-Boosting>Self-SVM	0.018*	0.094	0.771	0.094	0.307	0.936	0.255	0.532	0.909	0.456
Self-RS>Self-SVM	0.833	<0.001**	<0.001**	<0.001**	0.035*	0.001**	0.006**	<0.001**	0.016*	<0.001**
Co-Bagging>Co-SVM	0.575	0.001+	0.011*	0.001**	0.001**	0.046*	0.490	0.002**	0.128	<0.001**
Co-Boosting>Co-SVM	<0.001**	0.992	0.083	0.992	0.001**	0.772	0.111	0.375	0.831	0.550
Co-RS>Co-SVM	0.379	0.190	0.017	0.190	<0.001**	<0.001**	0.004**	<0.001**	<0.001**	<0.001**

注：* 表示 p 值在 0.05 的水平上显著，** 表示 p 值在 0.01 的水平上显著。

5.2　基于改进随机子空间的药品不良反应关系抽取

由于社会媒体中频繁出现拼写错误、新颖的创意性短语、缩写和口语化表达，因此，开展文本分类任务时一般会遇到高维问题。当数据集中具有大量冗余和不相关的特征时，随机子空间方法往往具有明显的优势。因此，本书认为，随机子空间方法适合处理社会媒体环境下药品不良反应关系抽取任务。为了准确分类，探索了两组特征，即浅层语言特征和语义特征。但是，通过观察发现，这两个特征类别之间的特征数量分布严重不平衡：浅层语言特征集中有数千个特征，而语义特征只有约 20 个特征。这种严重的不平衡可能会导致语义特征（其中包含重要的区分性信息以进行药品不良反应关系抽取）淹没于大量噪声语言特征中。在这种情况下，在选择随机子空间时，对于识别药品不良反应非常有用的语义特征很可能不会被选择。因此，传统随机子空间中的随机采样机制容易以较低的准确度获得基学习器，限制了集成的有效性。

为了解决该问题，本书提出了一种改进的随机子空间方法，称为基于分层采样的随机子空间（SSRS）方法，用于从社会媒体中开展药品不良反应关系抽取。SSRS 方法使用分层采样来代替随机采样。具体来说，从浅层语言特征集和语义特征集中分别对特征进行采样，然后合并这些选定的特征以形成特征子空间。为了平衡基学习器的准确性和多样性（实现良好集成的两个必要条件），引入了两个参数：浅层语言特征子空间率和语义子空间率。与传统随机子空间、其他集成学习方法和现有的药品不良反应关系抽取模型相比，大量实验证实了 SSRS 的有效性。

5.2.1　随机子空间相关工作

与单一学习方法相比，集成学习方法试图构建多个基分类器，然后将它们组合起来使用。如果不同分类器间满足两个必要条件，即准确性和多样性，基于集成方法的模型泛化能力通常会提升[238]。准确性意味着基分类器比随机猜测更准确；多样性意味着每个基分类器的决策边界都不同于其他分类器的决策边界[219]。通常，可以通过操纵样本、操纵特征和采用不同的训练算法或参数等方式实现基分类器的多样性。随机子空间是一种众所周知的特征划分方法[141]。在随机子空间中，通过从原始特征空间中随机采样来构造几个特征子空间；然后，通过组合在这些随机子空间中获得的一组基分类器来做出最终决策[224]。

先前的研究通过定义新的特征子空间生成机制而不是完全随机的方式，促进了随机子空间相关研究。Yaslan 和 Cataltepe[227] 提出了一种相关随机子空间共同训练（Rel-RASCO）方法，旨在根据它们的共同信息选择相关特征。Koziarski 等[239] 以指导的方式产生了特征子空间，同时考虑了所有子空间的多样性和每个子空间的质量。此外，还有研究采用分层采样法来改善随机子空间方法[141,240-242]。具体来说，其将特征集以某种方式划分为几个特征子集（称为特征层），用于训练基分类器的每个特征子空间均由从每个特征层随机采样的特征组成。例如，在参考文献［141］提出的POS-RS中，特征层由基于词性（POS）信息划分的内容词子空间和功能词子空间组成。因此，POS-RS 将功能的选择限制为词汇，因为它要求功能具有 POS 信息。Liu 等[240] 的研究中用于书写识别的每个特征层是每个作者的单独作者功能集（IAFS），这项研究是专门针对书写识别任务而设计的。Jing 等[241] 将特征分为几个特征组，在参考文献［242］中，两个特征层分别由强信息特征和弱信息特征组成。

5.2.2 基于分层采样的随机子空间方法

当存在许多冗余和不相关的特征时，随机子空间表现良好。但是，随机子空间方法会导致生成的特征子空间中的数据集与原始特征空间中的高维数据集之间存在较大的差异。药品不良反应关系抽取任务使用的词汇浅层语言特征集和语义特征集的两个特征加剧了这种情况。第一，在探索的特征组之间存在严重的数量失衡，即浅层语言特征集的特征数量远大于语义特征集的特征数量；第二，每个特征组可以代表一个样本的一个维度信息（分别为词汇方面和语义方面），从而可以互相提供补充信息。为了与原始数据集的特征尽可能保持接近，提出了一种改进的随机子空间方法，即在构造特征子空间时采用分层采样机制，而不是完全随机采样。分层采样是一种能够充分捕获关键特征的采样技术。在进行分层采样时，需要采取两个步骤：①将总体分为较小子组，称其为子层；②对每个子组进行随机采样。

图 5-17 所示为基于分层采样的随机子空间方法框架，其伪代码如图 5-18 所示。SSRS 方法对特征子空间选择执行分层采样，其工作原理如下：首先，原始特征空间 F 分为两个互斥特征子集，即 F_1 和 F_2；其次，在每次迭代中，随机采样每个层中的特征，然后合并它们以形成用于构造基分类器的特征子空间，在药品不良反应关系抽取的语境中，浅层语言特征形成一个特征子集，语义特征形成另一个特征子集；最后，采用多数投票来融合不同基分类器的预测结果。关于从每个层采样的特征数量，引入两个特征子集的子空间选择率 k_1 和 k_2，即浅层语言子空间选择率和语义子空间选择率。这两个参数可以同时控制基分类器的多样性和准确性。具体来说，保证基分类器多样性的随机性主要依赖于浅层语言子空间选择率，而语义子空间选择率对基分类器的准确性有重大影响。由于 SSRS 方法使用自然形成的特征子集，即不同类别的特征，因此，本书提出的 SSRS 方法的计算复杂性与传统随机子空间的计算复杂性大致相同。与其他使用基于集群或基于相关性的层创建方法相比，SSRS 方法有更低的计算复杂性。

SSRS 方法明显优于其他基准方法，其易于实施，因为它所基于的两个特征子集是自然派生的，并且在基于社会媒体的药品不良反应关系抽取任务中始终可用。因此，可以省略人工生成不同的层这一步骤。如果其他任务可以从不同方面表示数据，尤其是当存在大量冗余特征时，SSRS 方法也可以处理这些任务。例如，在网页分类问题中，可以将特征划分为两组，即出现在该页面上的单词以及指向该页面的超链接中的单词。另外，只需对本书提出的 SSRS 方法稍加改进，即可扩展到两个以上的层（即特征子集）。

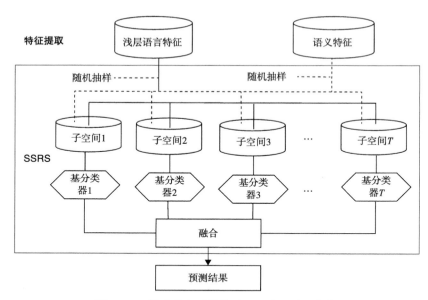

图 5-17　基于分层采样的随机子空间方法框架

输入：训练集 $D = \{(\boldsymbol{x}_1, y_1), (\boldsymbol{x}_2, y_2), \cdots, (\boldsymbol{x}_m, y_m)\}$；

　　　　初始特征空间 $F = \{f_1, f_2, \cdots, f_n\}$；

　　　　基分类器学习算法 f；

　　　　迭代次数 T；

　　　　子空间选择率 k_1 和 k_2

处理过程：

将 F 划分成两个特征空间 F_1 和 F_2，其中 $F_1 \cup F_2 = F$ 且 $F_1 \cap F_2 = \phi$

For $t = 1, 2, \cdots, T$ **do**

　　　　$F_1^t = RS(F_1, k_1)$　　　　% 从 F_1 中衍生出一个随机特征子空间 F_1^t

　　　　$F_2^t = RS(F_2, k_2)$　　　　% 从 F_2 中衍生出一个随机特征子空间 F_2^t

　　　　$D_t = merge(F_1^t, F_2^t)$　　% 合并 F_1^t 和 F_2^t，形成数据集 D_t

　　　　$h_t = f(D_t)$　　　　　　　% 在数据集 D_t 上训练分类器 h_t

End

输出：$H(x) = argmax_{y \in Y} \sum_{t=1}^{T} 1(y = h_t(\boldsymbol{x}))$ % 如果 α 为真，则 $1(\alpha) = 1$；否则 $1(\alpha) = 0$

图 5-18　基于分层采样的随机子空间方法的伪代码

5.2.3　使用的特征

每个组中的特征数量以及一些提取的特征示例见表 5-5 和表 5-6。同时，使用信息增益（IG）选择了不同特征组中具有区分能力的特征。表 5-7 列出了最具区分能力的 30 个特征（即具有高增益值的特征）。

表 5-5　每个组中的特征数量以及一些提取的特征示例

Unigram (2306)	Bigrams (2006)	Trigram (943)	Overlap (46)	POS (2732)	Semantic (24)
makes	makes_me	no_side_effects	event_before	IN	indication
for	side_effects	my_heartrate_perfect	drug_before	JJ_NNS_IN	sosy_event
effects	reaction_discontinued	verapamil_angiotensin_receptor	19	VBN_IN	fndg_event
side	symptoms_include	heartrate_perfect_but	2	NNP_VBD_PRP	CHEM_treatment
take	no_side	perfect_but_was	8	DT_JJ_NNS	phsu_treatment
reaction	it_makes	works_like_charm	7	VBZ_IN_NN	negation
discontinued	verapamil_angiotensin	it_makes_me	1	VBD_VBN	orch_treatment
effects	antiarrhythmic_drugs	control_my_heartrate	24	VBZ_PRP	dsyn_event
due	perfect_but	me_no_side	36	JJ_NN_VBP	antb_treatment
caused	receptor_blocking	charm_for_me	22	VBD_NN_NN	aapp_treatment

表 5-6　样本 "Beta blockers gave me terrible headaches as well" 产生的特征

组	特征
浅层语言特征	Token：gave；me；terrible；gave_me；me_terrible；gave_me_terrible；well POS：VBD；PRP；JJ；VBD_PRP；PRP_JJ；VBD_PRP_JJ；RB Position：drug_before Overlap：number of tokens＝3
语义特征	indication＝0；negation＝0；prevention＝0；UMLS type＝DISO_event；CHEM _drug；sosy_event；phsu_drug

表 5-7　最具区分能力的 30 个特征

序号	特征	类型	序号	特征	类型	序号	特征	类型
1	indication	Semantic_Other_type	11	event_before	Position	21	VBN_IN	POS
2	sosy_event	Semantic_UMLS	12	symptoms_include	Bigram	22	getting	Unigram
3	makes	Unigram	13	reaction	Unigram	23	NNP_VBD_PRP	POS
4	for	Unigram	14	reaction_discontinued	Bigram	24	felt	Unigram
5	makes_me	Bigram	15	discontinued	Unigram	25	no_side effects	Trigram
6	effects	Unigram	16	effects	Unigram	26	it_makes	Bigram
7	side	Unigram	17	due	Unigram	27	DT_JJ_NNS	POS
8	side_effects	Bigram	18	IN	POS	28	problems	Unigram
9	take	Unigram	19	caused	Unigram	29	no_side	Bigram
10	fndg_event	Semantic_UMLS	20	JJ_NNS_IN	POS	30	VBZ_IN_NN	POS

5.2.4　实验设置

本实验采用的评估指标为平均准确率和 AUC。

为了验证本书提出的 SSRS 方法的有效性，进行了一系列实验。将比较的方法分为两类：①其他集成学习方法，包括 Bagging、Boosting 和 Random Subspace；②现有的药品不良反应关系抽取方法，包括共现方法、树核、子集树核、最短依赖路径核以及混合方法。

对于所有集成学习方法和本书提出的 SSRS 方法，比较了两种基础学习算法，即支持向量机（SVM）和朴素贝叶斯（NB）。选择 SVM 的原因是其在以前的药品不良反应识别相关研究中被广泛使用；选择 NB 的原因在于它的计算效率较高，以及其在文本分类中的性能较好。此外，所有的集成学习方法和本书提出的 SSRS 方法都被应用于三个特征集，即浅层语言特征集（标记为"F1"）、语义特征集（标记为"F2"）和合并特征集（标记为"F1 + F2"）。

本书对数据集进行了 10 次交叉验证。具体来说，每个数据集被分为大小和分布相似的 10 个子集。然后，将 9 个子集的并集用作训练集，而将剩余的一个子集用作测试集。该过程重复了 10 次，因此每个子集都会被用作测试集。将平均测试结果视为 10 次交叉验证的结果。对 10 个子集进行随机分配，并报告这 10 × 10 个估计的平均结果。

在实验中，使用版本为 3.6.5 的 WEKA 软件包来实现比较方法和本书提出的 SSRS 方法。在用于比较的基准方法中，SVM 模块、NB 模块、Bagging 模块、AdaBoostM1 模块和 WEKA 中的 Random Subspace 模块分别实现了 SVM、NB、Bagging、Boosting 和随机子空间。在 Eclipse 中使用 WEKA 软件包（即 WEKA. JAR）实现了 SSRS 方法。在用于比较的现有方法中，使用 SVMlight❶软件包实现了树核、卷积树核和最短依赖路径核。在实验中，除非另有说明，否则均采用默认参数。

5.2.5　实验结果与分析

1. 实验结果

实验结果见表 5-8。最佳性能值以黑体显示，"±"后的值表示标准差。当使用 SVM 作为基本学习算法时，SSRS 方法得到了最高的平均准确率（81.72%），AUC 为 83.75%；得到次优结果的是应用于合并特征集的随机子空间方法（F1 + F2）。使用所有特征时，随机子空间的性能优于其他集成学

---

❶　SVM^{light}，Support Vector Machine：Version 6.02 ［EB/OL］. （2008 - 08 - 14）［2015 - 12 - 23］. http：//www. cs. cornell. edu/People/tj/svm_light/.

习方法。t 检验表明，随机子空间相对于基准实验，Bagging 和 Boosting 的性能提升是统计意义上显著的（$p < 0.05$），见表 5-9。与 SSRS 方法相比，Bagging 通常具有高维度；Boosting 容易受到噪声数据的影响；F1 和 F2 中特征数量的巨大差异降低了随机子空间的有效性。

表 5-8　实验结果

方法	AA（%）		AUC（%）	
	SVM	NB	SVM	NB
Base learner（F1）	74.46±3.09	72.91±3.73	76.43±4.78	70.72±5.71
Bagging（F1）	77.18±2.15	74.60±4.17	77.94±4.10	72.93±5.16
Boosting（F1）	77.12±3.44	70.14±5.17	76.31±5.03	70.20±5.72
Random subspace（F1）	80.49±6.62	75.35±6.58	79.54±4.12	74.58±4.95
Baseline（F2）	75.69±5.52	75.31±5.29	68.43±5.40	68.73±4.99
Bagging（F2）	76.51±6.09	75.75±3.45	70.61±5.23	68.86±5.01
Boosting（F2）	76.46±5.07	75.08±5.62	69.64±5.20	68.78±5.01
Random subspace（F2）	76.37±5.73	76.58±8.68	71.29±5.27	70.17±5.01
Base learner（F1+F2）	75.65±3.77	74.11±5.49	80.26±4.75	72.40±4.15
Bagging（F1+F2）	79.43±4.18	74.75±5.63	81.67±4.26	73.95±4.56
Boosting（F1+F2）	79.40±5.53	71.51±7.65	80.16±4.68	71.75±4.46
Random subspace（F1+F2）	80.88±5.56	75.97±5.59	82.28±4.31	75.14±4.50
SSRS	81.72±5.16	76.92±5.65	83.75±4.27	76.19±4.73

表 5-9　SSRS 方法与其他集成方法的成对 t 检验的 p 值

方法 A	方法 B	AUC			
		SVM		NB	
		Improvement	p	Improvement	p
Random subspace	Baseline（F1+F2）	2.52%	<0.001**	3.78%	<0.001**
	Bagging（F1+F2）	0.75%	0.032*	1.61%	<0.001**
	Boosting（F1+F2）	2.64%	<0.001**	4.72%	<0.001**

续表

| 方法 A | 方法 B | AUC | | | |
| | | SVM | | NB | |
		Improvement	p	Improvement	p
SSRS	Baseline (F1)	9.57%	<0.001**	7.74%	<0.001**
	Bagging (F1)	7.45%	<0.001**	4.47%	<0.001**
	Boosting (F1)	9.75%	<0.001**	8.54%	<0.001**
	Random subspace (F1)	5.29%	<0.001**	2.17%	0.01*
	Baseline (F2)	22.39%	<0.001**	10.87%	<0.001**
	Bagging (F2)	18.61%	<0.001**	10.65%	<0.001**
	Boosting (F2)	20.26%	<0.001**	10.78%	<0.001**
	Random subspace (F2)	17.48%	<0.001**	8.59%	<0.001**
	Baseline (F1+F2)	4.34%	<0.001**	5.24%	<0.001**
	Bagging (F1+F2)	2.54%	<0.001**	3.03%	0.004**
	Boosting (F1+F2)	4.48%	<0.001**	6.19%	<0.001**
	Random subspace (F1+F2)	1.78%	0.013*	1.41%	0.165

注：* 表示 p 在 0.05 的水平下显著；** 表示 p 在 0.01 的水平下显著。

SSRS 方法具有以下优势。第一，其同时探讨了浅层语言信息和语义信息，实验结果表明，在所有情况下，使用这两组特征都比使用一组特征具有优越性，表明这两组特征可以描述不同方面的信息，因此可以相互补充。第二，SSRS 方法强大的泛化能力得益于基于分层采样的特征子空间选择策略，该方法的有效性已通过实验结果得到验证，即在所有特征（F1 + F2）上，与常规随机子空间相比，SSRS 方法提高了平均准确率和 AUC。其主要原因可以归结为两点：①减少了生成的特征子集和原始特征之间的差异；②涵盖更多信息但数量很少的语义特征不会被忽视掉。进行了成对的 t 检验，以比较本书提出的 SSRS 方法与其他集成方法的性能（见表 5-9）。t 检验结果表明，SSRS 方法的 AUC 值明显优于其他方法，几乎所有 p 值均小于 0.05（仅当使用 NB 作为基分类器时的 RS 情况除外）。

在基础学习算法方面，大多数情况下，SVM 方法的性能均优于 NB 方法，从而证明了 SVM 在处理高维数据时的优越性。这一发现表明，NB 方法不适合解决基于社会媒体的药品不良反应关系抽取问题。主要原因是 NB 方法对特征之间的独立性有严格的假设，这些假设在社会媒体环境中很难满足。

2. 敏感性分析

对于常规随机子空间，通过将子空间选择率（随机子空间中的一个重要参数）从 0.1 更改为 0.9，间隔为 0.1，来进行敏感性分析。图 5-19 所示为分别使用特征集，即浅层语言特征（F1）、语义特征（F2）和组合特征（F1 + F2）时的 *AUC* 曲线。当随机子空间使用 SVM 作为基础学习算法，并在具有许多不相关和冗余特征的特征集上执行时，随着子空间选择率的增大，*AUC* 值先增大然后减小。当子空间选择率在 F1 上为 0.4、在 F1 + F2 上为 0.5 时，*AUC* 曲线达到峰值。本书建议将子空间选择率设置为 0.5。值得注意的是，在低维特征集（F2）上，当子空间选择率低于 0.3 时，基于 NB 的学习算法的随机子空间要优于基于 SVM 的学习算法的随机子空间。

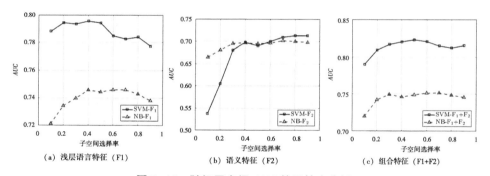

(a) 浅层语言特征（F1）　(b) 语义特征（F2）　(c) 组合特征（F1+F2）

图 5-19　随机子空间 *AUC* 的灵敏度分析

与常规随机子空间方法不同，SSRS 方法使用两个子空间选择率，即浅层语言子空间选择率（k_1）和语义子空间选择率（k_2）。图 5-20 所示为在不同的 k_1 和 k_2 下，SVM 和 NB 算法的 *AUC* 值。当 $k_1 = 0.4$ 且 $k_2 = 0.7$ 时，基于 SVM 的学习算法的 SSRS 获得了最大的 *AUC* 值；而当 $k_1 = 0.6$ 且 $k_2 = 0.5$ 时，基于 NB 的学习算法的 SSRS 获得了最大的 *AUC* 值。

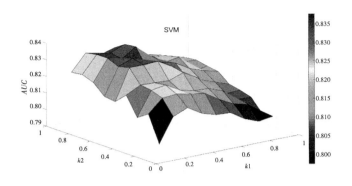

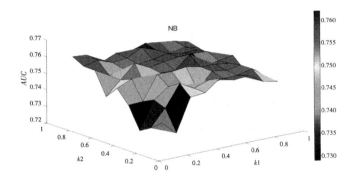

图 5-20　*AUC* 的灵敏度分析

3.　与现有方法的性能比较

本书将提出的 SSRS 方法与几种现有的方法进行了比较，包括共现方法、参考文献［23］中提出的混合方法以及三种基于核的方法，即树核、卷积树核和最短依赖路径核。共现方法假设如果两个实体同时被频繁提及，它们就以某种方式相关[41]。共现很容易实现，但可能会产生许多误报。树核方法利用样本的语法树表示，它通过考虑父结点的相似度和子结点的相似度来计算两个解析树的相似度[59]。卷积树核方法通过计算公共子树的数量来计算两个语法树的相似度[56]。最短依赖路径核方法假设从样本派生的最短依赖路径携带着重要的信息[61]。参考文献［23］中的混合方法结合了用于关系检测的最短依赖路径核方法和用于关系分类的基于规则的语义过滤方法。上面提到的基于核的方法不需要显式的特征工程，但是，它们无法充分利用领域知识。

此外，进行了配对 t 检验，以比较 SSRS 方法与现有方法的性能（见表5-10）。t 检验结果表明，SSRS 方法在 AUC 上的所有 p 值均小于 0.01，明显优于其他现有的药品不良反应关系抽取方法。

表5-10　SSRS 与现有方法的配对 t 检验的 p 值

	方法	AUC（%）	$AUC\uparrow$	p
SSRS	共现方法	50.00	67.50%	<0.001**
	参考文献［23］中的混合方法	71.00	17.96%	<0.001**
	树核	66.08	26.74%	<0.001**
	卷积树核	78.93	6.11%	<0.001**
	最短依赖路径核	71.59	16.99%	<0.001**

注：** 表示 p 值在 0.01 的水平上显著。

4. 从社会媒体中提取的 ADE 分析

本书分析了使用不同方法从社会媒体中提取的与阿替洛尔（一种用于治疗高血压疾病的药物）相关的药品不良反应。之所以选择阿替洛尔作为示例，是因为在数据集中对它进行了广泛的讨论。分别列出了通过使用 SVM、SDP 和 SSRS 方法识别的前 10 种讨论最多的药品不良反应，如图5-21所示，这三个列表并不完全相同，但是共享了许多共同的不良反应，如"疲劳"（fatique）、"头晕"（dizziness）、"抑郁"（depression）、"晕眩"（faint）和"疲倦"（tiredness）。由于增强的模型性能可以提高提取的药品不良反应的可信度，因此需要提高模型的预测性能。例如，使用 SVM 识别的"血压"可能为假阳性，即非药品不良反应被错误地预测为药品不良反应。大多数论坛报告都在讨论轻度药品不良反应，如"疲劳"和"头晕"。尽管这些不良反应并不严重，不会危及生命，但可能会影响生活质量，因此识别这些不良反应也是十分重要的。

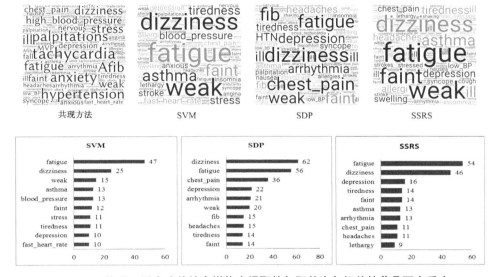

图5-21 使用不同方法从社会媒体中提取的与阿替洛尔相关的药品不良反应

5.3 基于改进半监督学习的药品不良反应关系抽取

在社会媒体上标记大量含有不良反应的语料库是一项耗时、成本高且依赖专业知识的工作。在处理非结构化文本时，分类任务往往存在高维问题，社会媒体中的文本特点进一步加剧了这一问题。例如，在一个来自社会媒体网站的语料库中，出现频率大于3的词的比例小于10%。

为了解决以上问题，本书提出了一种基于特征权重的改进的基于分歧的半监督学习方法（WIDSSL），其框架如图5-22所示。该方法可以利用用户在社会媒体上生成的内容，有效地完成药品不良反应关系抽取任务。基于分歧的半监督学习是一种重要的协同训练风格的范式，它通过训练多个不同的分类器，采用"多数教少数"的机制，估计每个未标记样本的置信度。为了保证分类器的多样性和准确性，在WIDSSL中引入了一种基于Lasso的改进随机子空间方法，将采用Lasso产生的系数作为权重分配给相应的特征。采用加权采样而不是随机采样的方法来构造特征子空间。

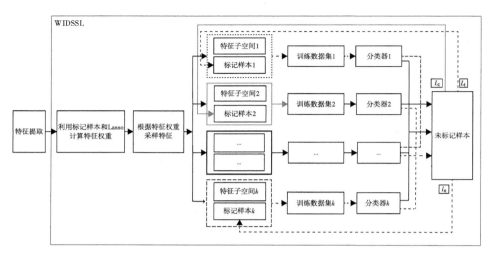

图 5-22　WIDSSL 方法的框架

5.3.1　使用 Lasso 改进基于分歧的半监督学习

基于分歧的半监督学习是一种重要的学习范式。最先进的算法是协同训练[126]，其需要两个充分和冗余的视图。考虑到在大多数实际应用中满足该强假设的困难，研究人员利用了多个分类器之间的交互。Tri-training[127] 最初训练三个分类器，其多样性是通过操纵原始标记样本产生的，与著名的集成学习算法 Bagging 的方式类似。在每一轮中，训练三个分类器，如果其中两个分类器对一个未标记样本的标记一致，则为第三个分类器标记这个样本。Co-forest[128] 利用另一种流行的集成学习算法——随机森林来生成不同的分类器。在每一轮中，"多数教少数"的策略被应用于标记未标记的样本，并有效地评估它们的置信度。图 5-23 所示为 WIDSSL 算法的伪代码。WIDSSL 最初在原始实例集 L 上训练 k 个分类器，并使用其他分类器选择的置信度最高的未标记实例来优化每个分类器。未标记样本的最终标签基于 k 个分类器根据多数投票分配。WIDSSL 扩展了基于分歧的半监督学习。与 Tri-training 和 Co-forest相比，它既不需要特定数量的基分类器，也不需要特定的分类算法。因此，WIDSSL 在一定程度上具有更强的普遍性。

输入：标记样本集 L；
　　　未标记样本集 U；
　　　基分类器学习算法 f；
　　　最大迭代次数 T；
　　　子空间选择率 sub_{rate}；
　　　子空间个数 k；
　　　置信度阈值 φ

处理过程：

1. 借助 Lasso 计算特征权重 w

2. 通过有权重的采样方式从原始特征空间 F 中产生 k 个特征子空间 $F_i = RS(F, sub_{rate}, w)(i = 1, 2, \cdots, k)$

3. 初始化 k 个标记样本集 $L_i = L(i = 1, 2, \cdots, k)$

4. 根据每个特征子空间得到对应的数据集 $D_i = mapping(L_i, F_i)(i = 1, 2, \cdots, k)$

5. 训练 k 个基分类器 $f_i = f(D_i)(i = 1, 2, \cdots, k)$

6. 对每个分类器 $f_i(i = 1, 2, \cdots, k)$，利用其他分类器 $f_j(j = 1, 2, \cdots, k; j \neq i)$ 计算每个未标记样本的置信度 $\varphi(\boldsymbol{x}, i) = \dfrac{max(m, k - 1 - m)}{k - 1}$，并利用多数投票方式对其进行标注 $F'(\boldsymbol{x}) = argmax_{y \in Y} \sum\limits_{j=1}^{k} 1(y = f_j(\boldsymbol{x}))$

   % m 表示在其他分类器中，将未标记样本标为正类的分类器的个数

7. 对每个分类器 $f_i(i = 1, 2, \cdots, k)$，从未标记样本集 U 中挑选出置信度最高的 P 个正样本和 N 个负样本，并加入 $L_i'(i = 1, 2, \cdots, k)$。如果 $\varphi(\boldsymbol{x}, i) > \varphi$，则 $L_i = L_i \cup L_i'$

8. 从未标记样本集中移除不同分类器挑选的样本合集 $U = U - (L_1' \cup L_2' \cup \cdots \cup L_k')$

9. 重复步骤 4~8 T 次

输出：$F(x) = argmax_{y \in Y} \sum\limits_{i=1}^{k} 1(y = f_i(\boldsymbol{x}))(i = 1, 2, \cdots, k)$ % 即采用多数投票机制

图 5-23　WIDSSL 算法的伪代码

　　WIDSSL 算法主要回答两个问题：如何训练多个多样化和准确的分类器？如何衡量未标记实例的置信度？

　　1.　如何训练多个多样化和准确的分类器

　　多分类器之间的差异是影响协同训练风格算法有效性的关键因素。因此，集成学习也需要保证基分类器的多样性，这样可以为协同训练风格的算法提供启示，如 Tri-training 中的 Bagging 算法以及协同森林中的随机森林算法。鉴于高维性是社会媒体环境下药品不良反应关系抽取任务的主要挑战之一，因

此，在 WIDSSL 方法中采用了基于操纵特征的随机子空间算法[224]，该算法已被证明更适合处理高维数据。随机子空间通过对原始特征空间进行随机采样，以构造不同的特征子空间来产生多样性。WIDSSL 方法可以在半监督学习过程中保持多样性，而不考虑多样性的退化。相反，添加新样本实例分类器 f_i 可能不同于分类器 $f_j(j \neq i)$，也会注入一定的随机性。

但是，如果存在大量不相关的、有噪声的特征，随机子空间方法中的随机采样机制可能会构造出缺乏判别性和信息性特征的特征子空间，从而产生多样化但不准确的分类器。为了解决这个问题，一种直观的想法是为特征分配权重：对于任何特征，其包含的信息越多，被选择构成特征子空间的可能性就越大。而赋予噪声和无关特征的权值可能为 0。因此，WIDSSL 方法通过集成特征选择组件（可以使用不同的方法实现）为这个问题提供了解决方案。由于 Filter 特征选择方法可能无法选择最优的特征子集，而 Wrapper 特征选择方法通常计算效率低，容易过拟合，本书采用嵌入式方法弥补上述缺陷。在本书中，引入了一种被广泛使用的正则化方法——Lasso[243]，因为它在特征选择任务中表现良好，并且在以往的研究中得到了广泛的应用。Lasso 方法有两个优点：收缩性和选择性。收缩性使模型稳定，避免过拟合问题；选择性意味着 Lasso 方法可以将一些系数设置为 0，从而提高模型的可解释性。虽然 Elastic net 方法有很大的可能获得比 Lasso 方法更好的性能，但本书没有使用 Elastic net 方法，主要是因为 Lasso 方法相对简单，以及 Elastic net 方法会引入额外的参数。

与使残差平方误差最小的最小二乘法（OLS）进行比较，Lasso 方法添加一个约束，即系数的绝对值之和小于一个常数。Lasso 方法旨在发现 $\beta = \{\beta_j\}(j = 1, 2, \cdots, p)$ 以最小化 $\sum_{i=1}^{N} \left(y_i - \sum_j x_{ij}\beta_j \right)^2 + \lambda \sum_{j=1}^{p} |\beta_j|$。其中，$\lambda$ 用来在偏差和方差之间进行权衡。在生成任何特征子空间时，每个特征的采样概率与通过 Lasso 方法得到的特征对应系数成正比。

2. 如何衡量未标记实例的置信度

Co-training 训练风格算法中最重要的部分是如何估计一个未标记样本的预测置信度。"多数教少数"是一种简单而有效的置信度测量策略。受到 Tri-training 方法和 Co-Forest 方法的启发，WIDSSL 方法也采用了这一策略。具体来说，对于任何分类器 $f_i(i = 1, 2, \cdots, k)$，一个未标记样本的置信度可以通过所有其他分类器对其标记的一致性来衡量 $f_j(j = 1, 2, \cdots, k; j \neq i)$。置信度最高的未标记样本及其新分配的标签将被选中，以增强已标记的样本集，从而实现持续优化 $f_i(i = 1, 2, \cdots, k)$。值得注意的是，WIDSSL 方法忽略了由未标记样本的错误分类引起的误差，这主要是出于以下考虑：第一，各分类器的伴随集成可以为未标记数据提供更准确的标记；第二，引入置信阈值 φ，只有当未标记实例的置信度超过 φ 时，才能选择该实例。另外，可以通过在特定条件下向已标记样本集中添加足够数量的、带有伪标签的样本来消除这种误差样本的负面影响。

WIDSSL 方法可以有效地解决上述识别社会媒体上药品不良反应关系时的许多问题。采用半监督学习方法可以有效地利用在社会媒体上相对容易获得的未标记样本。当训练多个不同的分类器时，特征划分方法（如随机子空间）比样本划分方法（如 Bagging）更适合处理高维数据。此外，Lasso 方法能够同时实现收缩和特征选择，从而减少了噪声和无关特征的负面影响，并能够为区分能力更强的特征分配更高的权重。

5.3.2　实验结果与分析

1. 实验设置

本实验采用的数据集见第 5.1.4 节。为了评估 WIDSSL 方法的有效性，使用了两个度量：平均准确率和 AUC。

为了验证所提出的 WIDSSL 方法的有效性，实施了一系列实验。在所有的实验中，使用支持向量机作为基分类器的学习算法，因其在许多高维应用中都能得到良好的性能。为了进行比较，重新实施了三种流行的半监督算法，即 Self-training、Co-training 和 Tri-training，在进行 Co-training 时，按照之前的研究，将原始特征空间随机划分为两个大小几乎相等的不相交子集。Co-forest 是另一种著名的半监督算法，需要使用决策树作为基分类器的学习算法，由于决策树已被证明不适合处理高维数据，所以没有比较该方法。支持向量机和随机子空间在标记的样本集上也参与了比较，提供了不使用未标记样本实现的基准实验。此外，还研究了结合半监督算法和随机子空间的融合方法的有效性，即 Self-RS、Co-RS 和 Tri-RS，报告了在没有 lasso（简称 DSSL）的情况下的平均准确率和 AUC 值。一方面，将 DSSL 方法与其他方法（如 Self-RS、Co-RS 和 Tri-RS）进行比较，可以验证改进的基于分歧的半监督学习方法的有效性；另一方面，DSSL 和 WIDSSL 之间的比较可以说明 WIDSSL 中的特征选择组件的有效性。比较了 WIDSSL-Lasso 和 WIDSSL-IG，即比较了 Lasso 与信息增益，以探讨不同特征选择方法的贡献。也比较了已有研究探索的两种方法，即 Segura 等使用的浅层语言核方法（SL），以及将树核、卷积树核和最短依赖路径核组合在一起的集成方法（Ensemble）。

为了研究训练集中原始标记样本数量的影响，依次探索了三个值，分别是 20%、50% 和 80%；每个值表示初始标记集的大小除以训练集的大小得到的标记率。使用版本为 3.65 的 WEKA 软件包来实现所有涉及的方法。SVM 和 RS 分别由 WEKA 中的 SMO 模块和随机子空间模块实现。使用先前研究发布的开源代码实现了 Tri-training。在 Eclipse 中使用 WEKA. JAR 实现了 Self-training、Co-training 和 WIDSSL。使用了 10 倍交叉验证，将数据集划分为 10 个具有相似大小和分布的子集；其中一个子集用于测试，其余 9 个子集的并集用于训练。

2. 实验结果

不同标记率下不同方法的评价结果见表 5-11。最高的平均准确率和 AUC 值用黑体表示，"±"后面的值表示标准差。由表 5-11 可知，在每个标记率下，WIDSSL-Lasso 获得了最大的 AUC 值。值得注意的是，Ensemble 和 SL 获得了相对较高的平均准确率，但其主要来源于不同类别的不平衡。进行了配对 t 检验，将 WIDSSL-Lasso 与 12 种比较方法进行了比较。结果表明，WIDSSL-Lasso 在大多数情况下显著优于其他方法。未标记的样本可以用来提高仅使用标记样本的学习性能。与 SVM 相比，Self-SVM、Co-SVM、Tri-SVM 和 WIDSSL（包括 WIDSSL-IG 和 WIDSSL-Lasso）获得了更好的性能。Self-RS、Co-RS、Tri-RS、DSSL 和 WIDSSL 的泛化能力优于 RS。在与半监督方法的比较中，WIDSSL-Lasso 获得了更好的性能，一方面，通过随机子空间训练的不同分类器产生了显著的分歧；另一方面，Lasso 的使用有助于生成更准确的分类器，从而准确地预测每个未标记样本的标签。此外，当只有 20% 的数据被标记时，WIDSSL-Lasso 通过利用未标记的数据，能够提供与 SVM、RS、Self-SVM、Co-SVM、Tri-SVM 相当的性能。从表 5-11 中还可以看出，与其他半监督算法相比，Tri-training 的性能在大多数情况下并不是很理想，主要原因是在 Tri-training 中处理高维数据时，特别是在标记样本不足的情况下，不能在三个分类器之间产生足够的多样性。此外，在不同的标注率下，与 Self-SVM 相比，Co-SVM 的 *AUC* 值有所下降，其原因可能是违反了协同训练中的充分性和冗余性这两个要求。

对于处理高维社会媒体数据的药品不良反应关系抽取任务，半监督方法可以从随机子空间中受益。由表 5-11 可以看出，Self-RS、Co-RS 和 Tri-RS 分别比 Self-SVM、Co-SVM 和 Tri-SVM 的性能有所提高。

表 5-11　不同标记率下不同方法的评价结果

| 方法 | 标记率 | | | | | |
| | 20% | | 50% | | 80% | |
	AA（%）	*AUC*（%）	*AA*（%）	*AUC*（%）	*AA*（%）	*AUC*（%）
SVM	64.37±2.4	63.32±2.1	66.31±2.2	64.69±2.4	68.15±2.1	71.44±2.0
RS	68.45±1.1	64.97±0.9	70.29±0.6	70.56±0.8	73.03±2.0	76.31±1.2
Self-SVM	66.86±1.7	72.59±2.8	68.78±1.2	73.56±1.3	71.94±1.5	75.33±1.5
Self-RS	74.48±2.0	75.28±2.3	76.49±2.6	76.47±2.2	78.00±1.8	78.78±1.3
Co-SVM	67.26±2.4	72.45±3.2	71.88±1.5	73.46±1.8	72.91±1.2	74.91±1.9
Co-RS	75.15±2.1	75.10±2.3	77.89±2.0	76.81±1.8	78.31±1.0	79.31±0.8
Tri-SVM	65.58±2.1	67.45±2.6	68.34±1.8	70.54±1.1	70.29±2.0	72.89±1.3
Tri-RS	72.74±2.8	74.49±3.1	73.28±1.6	76.68±1.8	77.49±1.7	78.89±1.0
DSSL	74.68±2.4	75.78±3.3	76.56±1.5	77.36±1.9	79.46±1.5	80.78±1.2
WIDSSL-IG	75.79±2.9	76.97±3.7	78.46±1.8	79.67±1.9	81.67±1.4	82.46±1.7
WIDSSL-Lasso	76.48±3.0	77.73±3.8	80.63±1.8	81.58±1.9	83.03±1.1	84.21±1.8
Ensemble	75.00±0.0	50.00±0.0	77.89±0.7	55.56±1.1	78.31±1.1	57.22±1.8
SL	77.31±4.8	62.72±5.4	79.23±3.3	68.90±6.1	82.98±2.7	75.52±2.2

3. 讨论

子空间率是 RS 方法的一个重要参数，它会影响偏差和方差之间的平衡。

图 5-24 所示为基于 RS 的方法在不同子空间率下的 AUC 值。在子空间率为 0.3~0.5 的情况下，AUC 值最大。当子空间率为 0.1 ~ 0.9 时，WIDSSL-IG 和 WIDSSL-Lasso 的 AUC 值逐渐增大，达到峰值后急剧下降。

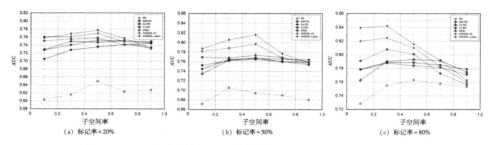

　　　(a) 标记率=20%　　　　　　　(b) 标记率=50%　　　　　　　(c) 标记率=80%

图 5-24　不同方法在不同子空间率和不同标记率下的 AUC 值

本书在不同标记率下，对 WIDSSL-Lasso 中的两个重要参数（子空间率和惩罚参数 λ ）进行了敏感性分析，如图 5-25 所示。对于参数 λ ，当其值接近 1 时，AUC 值急剧下降，这可能是由于大量的特征前的系数被设置为 0；当 λ 设置得太小时，AUC 值也会变小，这可能是因为一些不相关的和多余的特征没有被移除。

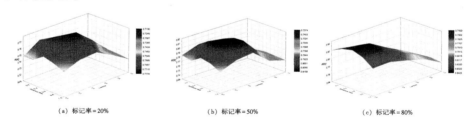

　　　(a) 标记率=20%　　　　　　　(b) 标记率=50%　　　　　　　(c) 标记率=80%

图 5-25　不同子空间率和 λ 下 WIDSSL 的 AUC 值

5.4　小结

本章基于半监督学习和集成学习相关理论与方法，结合社会媒体文本的特点，旨在进一步提升药品不良反应关系抽取模型的性能。

首先，运用半监督学习方法和集成学习方法，对融合二者的半监督集成学习进行了研究，提出了基于协同训练和集成学习的 Co-Ensemble 方法框架。Co-Ensemble 方法解决了单视图半监督集成学习方法中分类器多样性不足的问题。实验结果显示，在所有参与比较的方法中，本书提出的基于协同训练和随机子空间的 Co-RS 方法最适合处理社会媒体的高维数据。

然后，探索了浅层语言特征和医学知识库驱动的语义特征。鉴于两类特征数量差异很大，提出了一种新的基于分层采样的随机子空间方法（SSRS）。实验结果表明，在几种集成学习方法中，SSRS 方法适合处理社会媒体中的药品不良反应关系抽取任务。与其他基准方法相比，基于本书提出的 SSRS 方法的模型性能更好。

鉴于药品不良反应信息抽取任务中存在大量不相关特征，且标记数据不易获得，提出了一种基于特征选择和半监督学习的改进 WIDSSL 方法。与 Self-training、Co-training 和 Tri-training 方法相比，在相同数量的标记样本下，WIDSSL 方法可以产生更好的模型性能，为上市后药品安全监督提供了更可靠的决策支持。使用未标记样本以及少量标记样本执行 WIDSSL 方法框架所获得的性能，甚至可以与在由大量标记样本组成的数据集上执行的其他方法所获得的性能相媲美。因此，WIDSSL 方法可以减少对大量标记样本的依赖，从而提升识别药品不良反应的可行性。

参考文献

[1] KAPLAN A M, HAENLEIN M. Users of the world, unite! The challenges and opportunities of Social Media [J]. Business Horizons, 2010, 53 (1): 59-68.

[2] ZENG D, CHEN H C, LUSCH R, et al. Social media analytics and intelligence [J]. IEEE Intelligent Systems, 2010, 25 (6): 13-16.

[3] ANDREU-PEREZ J, POON C C Y, MERRIFIELD R D, et al. Big data for health [J]. IEEE Journal of Biomedical and Health Informatics, 2015, 19 (4): 1193-1208.

[4] World Health Organization. International drug monitoring: The role of national centres [R]. Geneva: World Health Organization, 1972.

[5] ROUGHEAD E E, SEMPLE S J. Medication safety in acute care in Australia: Where are we now? Part 1: A review of the extent and causes of medication problems 2002-2008 [J]. Australia and New Zealand Health Policy, 2009, 6 (1): 1-12.

[6] LIU J, ZHAO S Z, ZHANG X D. An ensemble method for extracting adverse drug events from social media [J]. Artificial Intelligence in Medicine, 2016 (70): 62-76.

[7] YANG C C, YANG H D, JIANG L, et al. Social media mining for drug safety signal detection [C] //Proceedings of the 2012 International Workshop on Smart Health and Wellbeing, Hawaii, 2012: 33-40.

[8] KORKONTZELOS I, NIKFARJAM A, SHARDLOW M, et al. Analysis of the effect of sentiment analysis on extracting adverse drug reactions from tweets and forum posts [J]. Journal of Biomedical Informatics, 2016 (62): 148-158.

[9] NIKFARJAM A, SARKER A, O'CONNOR K, et al. Pharmacovigilance from social media: Mining adverse drug reaction mentions using sequence labeling with word embedding cluster features [J]. Journal of the American Medical Informatics Association, 2015, 22 (3): 671-681.

[10] SEGURA-BEDMAR I, MARTÍNEZ F P. Pharmacovigilance through the development of text mining and natural language processing techniques [J]. Journal of Biomedical Informatics, 2015 (58): 288-291.

[11] YANG M, KIANG M, SHANG W. Filtering big data from social media - Building an early warning system for adverse drug reactions [J]. Journal of Biomedical Informatics, 2015 (54): 230-240.

[12] GOLDER S, NORMAN G, LOKE Y K. Systematic review on the prevalence, frequency and comparative value of adverse events data in social media [J]. British Journal of Clinical Pharmacology, 2015, 80 (4): 878-888.

[13] BIAN J, TOPALOGLU U, YU F. Towards large-scale twitter mining for drug-related adverse events [C] //Proceedings of the 2012 International Workshop on Smart Health and Wellbeing, Hawaii, 2012: 25-32.

[14] JIANG K, ZHENG Y. Mining twitter data for potential drug effects [C] // International Conference on Advanced Data Mining and Applications, Hangzhou, 2013: 434-443.

[15] FREIFELD C C, BROWNSTEIN J S, MENONE C M, et al. Digital drug safety surveillance: Monitoring pharmaceutical products in twitter [J]. Drug Safety, 2014, 37 (5): 343-350.

[16] GINN R, PIMPALKHUTE P, NIKFARJAM A, et al. Mining Twitter for adverse drug reaction mentions: A corpus and classification benchmark [C] //Proceedings of the Fourth Workshop on Building and Evaluating Re-

sources for Health and Biomedical Text Processing, Reykjavík, 2014: 1-8.

[17] SARKER A, GONZALEZ G. Portable automatic text classification for adverse drug reaction detection via multi-corpus training [J]. Journal of Biomedical Informatics, 2015 (53): 196-207.

[18] DAI H J, TOURAY M, JONNAGADDALA J, et al. Feature engineering for recognizing adverse drug reactions from twitter posts [J]. Information, 2016, 7 (2): 27.

[19] LEAMAN R, WOJTULEWICZ L, SULLIVAN R, et al. Towards internet-age pharmacovigilance: Extracting adverse drug reactions from user posts to health-related social networks [C] //Proceedings of the 2010 Workshop on Biomedical Natural Language Processing, Uppsala, 2010: 117-125.

[20] NIKFARJAM A, GONZALEZ G H. Pattern mining for extraction of mentions of adverse drug reactions from user comments [C] //American Medical Informatics Association annual symposium, Washington DC, 2011: 1019-1026.

[21] PATKI A, SARKER A, PIMPALKHUTE P, et al. Mining adverse drug reaction signals from social media: Going beyond extraction [C] //Proceedings of BioLink-SIG, Boston, 2014: 1-8.

[22] YANG C C, YANG H, JIANG L. Postmarketing drug safety surveillance using publicly available health-consumer-contributed content in social media [J]. ACM Transactions on Management Information Systems, 2014, 5 (1): 1-21.

[23] LIU X, CHEN H. A research framework for pharmacovigilance in health social media: Identification and evaluation of patient adverse drug event reports [J]. Journal of Biomedical Informatics, 2015 (58): 268-279.

[24] SEGURA-BEDMAR I, MARTÍNEZ P, REVERT R, et al. Exploring Spanish health social media for detecting drug effects [J]. BMC Medical Informatics and Decision Making, 2015, 15 (2): 1-9.

[25] BENTON A, UNGAR L, HILL S, et al. Identifying potential adverse effects using the web: A new approach to medical hypothesis generation [J]. Journal of Biomedical Informatics, 2011, 44 (6): 989-996.

［26］ SAMPATHKUMAR H, CHEN X, LUO B. Mining adverse drug reactions from online healthcare forums using hidden Markov model ［J］. BMC Medical Informatics and Decision Making, 2014, 14 (1): 1-18.

［27］ COCOS A, FIKS A G, MASINO A J. Deep learning for pharmacovigilance: Recurrent neural network architectures for labeling adverse drug reactions in Twitter posts ［J］. Journal of the American Medical Informatics Association, 2017, 24 (4): 813-821.

［28］ HOCHREITER S, SCHMIDHUBER J. Long short-term memory ［J］. Neural Computation, 1997, 9 (8): 1735-1780.

［29］ WU P, LI X, LING C, et al. Sentiment classification using attention mechanism and bidirectional long short-term memory network ［J］. Applied Soft Computing, 2021 (112): 107792.

［30］ KIM Y. Convolutional neural networks for sentence classification ［C］ // Proceedings of the 2014 Conference on Empirical Methods in Natural Language Processing (EMNLP), Doha, 2014: 1746-1751.

［31］ ZHANG X, ZHAO J B, LECUN Y. Character-level convolutional networks for text classification ［C］ //Advances in Neural Information Processing Systems, Quebec, 2015: 649-657.

［32］ VU N T, ADEL H, GUPTA P. Combining recurrent and convolutional neural networks for relation classification ［C］ //Proceedings of NAACL-HLT, San Diego, 2016: 534-539.

［33］ YIN W P, KANN K, YU M, et al. Comparative study of CNN and RNN for natural language processing ［J］. arXiv: 1702.01923, 2017.

［34］ RADFORD A, NARASIMHAN K, SALIMANS T, et al. Improving language understanding by generative pre-training ［EB/OL］. ［2022-10-1］. https: // s3-us-west-2. amazonaws. com/openai-assets/research-covers/language-unsupervised/language_understanding_paper. pdf.

［35］ DEVLIN J, CHANG M W, LEE K, et al. BERT: Pre-training of deep bidirectional transformers for language understanding ［C］ //Proceedings of the 2019 Conference of the North American Chapter of the Association for Computational Linguistics: Human Language Technologies, Volume 1 (Long and Short Papers), Minneapolis, 2019: 4171-4186.

[36] SUN Y, WANG S, LI Y, et al. ERNIE 2.0: A continual pre-training framework for language understanding [C] //Proceedings of the AAAI Conference on Artificial Intelligence, New York, 2020, 34 (5): 8968-8975.

[37] LIU G, GUO J. Bidirectional LSTM with attention mechanism and convolutional layer for text classification [J]. Neurocomputing, 2019 (337): 325-338.

[38] WANG J, YU L C, LAI K R, et al. Dimensional sentiment analysis using a regional CNN-LSTM model [C] //Proceedings of the 54th Annual Meeting of the Association for Computational Linguistics (Volume 2: Short Papers), Berlin, 2016: 225-230.

[39] CHEN M, MAO S W, LIU Y H. Big data: A survey [J]. Mobile networks and applications, 2014, 19 (2): 171-209.

[40] LI J X, ZHANG Z, LI X, et al. Kernel-based learning for biomedical relation extraction [J]. Journal of the American Society for Information Science and Technology, 2008, 59 (5): 756-769.

[41] BUNESCU R, MOONEY R, RAMANI A, et al. Integrating co-occurrence statistics with information extraction for robust retrieval of protein interactions from Medline [C] //Proceedings of the Hlt-Naacl Bionlp Workshop on Linking Natural Language and Biology, New York, 2006: 49-56.

[42] THOMAS J, MILWARD D, OUZOUNIS C, et al. Automatic Extraction of Protein Interactions from Scientific Abstracts [M]. Washington: Academic Press, 2000.

[43] HUANG M L, ZHU X Y, HAO Y, et al. Discovering patterns to extract protein-protein interactions from full texts [J]. Bioinformatics, 2004, 20 (18): 3604-3612.

[44] BRIN S. Extracting patterns and relations from the world wide web [C] // International Workshop on the World Wide Web and Databases, Valencia, 1998: 172-183.

［45］ AGICHTEIN E, GRAVANO L. Snowball: Extracting relations from large plain-text collections ［C］//Proceedings of the Fifth ACM Conference on Digital Libraries, San Antonio, 2000: 85-94.

［46］ ETZIONI O, CAFARELLA M, DOWNEY D, et al. Unsupervised named-entity extraction from the web: An experimental study ［J］. Artificial Intelligence, 2005, 165 (1): 91-134.

［47］ XU Y, KIM M Y, QUINN K M, et al. Open information extraction with tree kernels ［C］//Proceedings of the 2013 Conference of the North American Chapter of the Association for Computational Linguistics: Human Language Technologies, Atlanta, 2013: 868-877.

［48］ KAMBHATLA N. Combining lexical, syntactic, and semantic features with maximum entropy models for information extraction ［C］//Proceedings of the ACL Interactive Poster and Demonstration Sessions, Barcelona, 2004: 178-181.

［49］ ZHOU G D, ZHANG M. Extracting relation information from text documents by exploring various types of knowledge ［J］. Information Processing & Management, 2007, 43 (4): 969-982.

［50］ 郭喜跃, 何婷婷, 胡小华, 等. 基于句法语义特征的中文实体关系抽取 ［J］. 中文信息学报, 2014, 28 (6): 183-189.

［51］ CHOI M, KIM H. Social relation extraction from texts using a support-vector-machine-based dependency trigram kernel ［J］. Information Processing & Management, 2013, 49 (1): 303-311.

［52］ ZHOU G D, ZHU Q M. Kernel-based semantic relation detection and classification via enriched parse tree structure ［J］. Journal of Computer Science and Technology, 2011, 26 (1): 45-56.

［53］ CRISTIANINI N, SHAWE-TAYLOR J. An Introduction to Support Vector Machines and other Kernel-based Learning Methods ［M］. Cambridge: Cambridge University Press, 2000.

［54］ VAPNIK V. The Nature of Statistical Learning Theory ［M］. Berlin: Springer, 1999.

［55］ MOONEY R J, BUNESCU R C. Subsequence kernels for relation extraction ［C］//Proceedings of the 18th International Conference on Neural Information Processing Systems, British Columbia, 2005: 171-178.

［56］ MOSCHITTI A. Making tree kernels practical for natural language learning ［C］//Proceedings of the 11th Conference of the European Chapter of the Association for Computational Linguistics, Trento, 2006: 113-120.

［57］ AIROLA A, PYYSALO S, BJÖRNE J, et al. All-paths graph kernel for protein-protein interaction extraction with evaluation of cross-corpus learning ［J］. BMC bioinformatics, 2008, 9 (11): 1-12.

［58］ GIULIANO C, LAVELLI A, ROMANO L. Exploiting shallow linguistic information for relation extraction from biomedical literature ［C］//Proceedings of the 11th Conference of the European Chapter of the Association for Computational Linguistics, Trento, 2008: 401-408.

［59］ ZELENKO D, AONE C, RICHARDELLA A. Kernel methods for relation extraction ［J］. Journal of Machine Learning Research, 2003, 3 (6): 1083-1106.

［60］ BUI Q C. Relation Extraction Methods for Biomedical Literature ［D］. Amsterdam: University of Amsterdam, 2012.

［61］ BUNESCU R, MOONEY R. A shortest path dependency kernel for relation extraction ［C］//Proceedings of Human Language Technology Conference and Conference on Empirical Methods in Natural Language Processing, British Columbia, 2005: 724-731.

［62］ VISHWANATHAN S V N, SMOLA A J. Fast kernels for string and tree matching ［M］//Kernel Methods in Computational Biology. Cambridge: MIT Press, 2004: 113-130.

［63］ COLLINS M, DUFFY N. Convolution kernels for natural language ［C］//Proceedings of the 14th International Conference on Neural Information Processing Systems: Natural and Synthetic, British Columbia, 2001: 625-632.

［64］ MOSCHITTI A. Efficient convolution kernels for dependency and constituent syntactic trees ［C］//Proceedings of the 17th European Conference on Machine Learning, Berlin, 2006: 318-329.

[65] PALAGA P. Extracting relations from biomedical texts using syntactic information [D]. Berlin: Mémoire de DEA, Technische Universität Berlin, 2009.

[66] ZHANG M, CHE W X, ZHOU G D, et al. Semantic role labeling using a grammar-driven convolution tree kernel [J]. IEEE Transactions on Audio, Speech, and Language Processing, 2008, 16 (7): 1315-1329.

[67] ZHANG M, ZHOU G D, AW A. Exploring syntactic structured features over parse trees for relation extraction using kernel methods [J]. Information Processing & Management, 2008, 44 (2): 687-701.

[68] 孔芳, 周国栋. 基于树核函数的中英文代词消解 [J]. 软件学报, 2012, 23 (5): 1085-1099.

[69] QIAN L H, ZHOU G D, KONG F, et al. Exploiting constituent dependencies for tree kernel-based semantic relation extraction [C] //Proceedings of the 22nd International Conference on Computational Linguistics (Coling 2008), Manchester, 2008: 697-704.

[70] QIAN L H, ZHOU G D. Tree kernel-based protein-protein interaction extraction from biomedical literature [J]. Journal of biomedical informatics, 2012, 45 (3): 535-543.

[71] PENG C, GU J H, QIAN L H. Research on tree kernel-based personal relation extraction [C] //International Conference on Natural Language Processing and Chinese Computing, Beijing, 2012: 225-236.

[72] ZHOU G D, QIAN L H, FAN J X. Tree kernel-based semantic relation extraction with rich syntactic and semantic information [J]. Information Sciences, 2010, 180 (8): 1313-1325.

[73] QIAN L H, ZHOU G D, ZHU Q M, et al. Relation extraction using convolution tree kernel expanded with entity features [C] //Proceedings of the 21st Pacific Asia Conference on Language, Information and Computation, Seoul, 2007: 415-421.

[74] LIU D J, HU Y N, QIAN L H. Exploiting lexical semantic resource for tree kernel-based chinese relation extraction [C] //International Conference on

Natural Language Processing and Chinese Computing, Beijing, 2012: 213-224.

[75] 刘丹丹，彭成，钱龙华，等. 《同义词词林》在中文实体关系抽取中的作用 [J]. 中文信息学报，2014，28 (2)：91-99.

[76] 徐庆，段利国，李爱萍，等. 基于实体词语义相似度的中文实体关系抽取 [J]. 山东大学学报（工学版），2015，45 (6)：7-15.

[77] ZHOU G D, ZHANG M, JI D H, et al. Tree kernel-based relation extraction with context-sensitive structured parse tree information [C] //Proceedings of the 2007 Joint Conference on Empirical Methods in Natural Language Processing and Computational Natural Language Learning, Prague, 2007: 728-736.

[78] ZHANG H J, HOU S W, XIA X. A novel convolution kernel model for Chinese relation extraction based on semantic feature and instances partition [C] //Proceedings of the 2012 Fifth International Symposium on Computational Intelligence and Design, Hangzhou, 2012: 411-414.

[79] YANG Z H, TANG N, ZHANG X, et al. Multiple kernel learning in protein-protein interaction extraction from biomedical literature [J]. Artificial Intelligence in Medicine, 2011, 51 (3)：163-173.

[80] CHE W J, JIANG J M, SU Z, et al. Improved-edit-distance kernel for Chinese relation extraction [C] //Companion Volume to the Proceedings of Conference including Posters/Demos and tutorial abstracts, Jeju Island, 2005: 132-137.

[81] 刘克彬，李芳，刘磊，等. 基于核函数中文关系自动抽取系统的实现 [J]. 计算机研究与发展，2007，44 (8)：1406-1411.

[82] LI L S, ZHANG P D, ZHENG T F, et al. Integrating semantic information into multiple kernels for protein-protein interaction extraction from biomedical literatures [J]. PloS one, 2014, 9 (3)：e91898.

[83] KIM S, YOON J, YANG J. Kernel approaches for genic interaction extraction [J]. Bioinformatics, 2008, 24 (1)：118-126.

[84] KIM S, YOON J, YANG J, et al. Walk-weighted subsequence kernels for

protein-protein interaction extraction ［J］. Bioinformatics, 2010, 11 (1):
1-21.

［85］ ERKAN G, ÖZGÜR A, RADEV D. Semi-supervised classification for ex-
tracting protein interaction sentences using dependency parsing ［C］ //Pro-
ceedings of the 2007 Joint Conference on Empirical Methods in Natural Lan-
guage Processing and Computational Natural Language Learning (EMNLP -
CoNLL), Prague, 2007: 228-237.

［86］ REICHARTZ F, KORTE H, PAASS G. Dependency tree kernels for rela-
tion extraction from natural language text ［C］ //Joint European Conference
on Machine Learning and Knowledge Discovery in Databases, Bled, 2009:
270-285.

［87］ HUANG R H, SUN L, FENG Y Y. Study of kernel-based methods for Chi-
nese relation extraction ［C］ //Asia Information Retrieval Symposium, Har-
bin, 2008: 598-604.

［88］ CULOTTA A, SORENSEN J. Dependency tree kernels for relation extraction
［C］ //Proceedings of the 42nd Annual Meeting of the Association for Com-
putational Linguistics (ACL'04), Barcelona, 2004: 423-429.

［89］ CHOWDHURY F M, LAVELLI A, MOSCHITTI A. A study on dependency
tree kernels for automatic extraction of protein-protein interaction ［C］ //
Proceedings of BioNLP 2011 Workshop, Oregon, 2011: 124-133.

［90］ ZHAO S B, GRISHMAN R. Extracting relations with integrated information
using kernel methods ［C］ //Proceedings of the 43rd Annual Meeting of the
Association for Computational Linguistics (ACL'05), Ann Arbor, 2005:
419-426.

［91］ MIWA M, SæTRE R, MIYAO Y, et al. Protein-protein interaction extrac-
tion by leveraging multiple kernels and parsers ［J］. International Journal of
Medical Informatics, 2009, 78 (12): 39-46.

［92］ TIKK D, PALAGA P, LESER U. A fast and effective dependency graph
kernel for PPI relation extraction ［J］. BMC Bioinformatics, 2010, 11
(5): 1-2.

［93］ CHOWDHURY M F M, LAVELLI A. Combining tree structures, flat features and patterns for biomedical relation extraction ［C］//Proceedings of the 13th Conference of the European Chapter of the Association for Computational Linguistics, Avignon, 2012: 420-429.

［94］ SIMÕES G, GALHARDAS H, MATOS D. A Labeled Graph Kernel for Relationship Extraction ［J］. arXiv: 1302.4874, 2013.

［95］ ZHOU G D, LI J H, FAN J X, et al. Tree kernel-based semantic role labeling with enriched parse tree structure ［J］. Information Processing & Management, 2011, 47 (3): 349-362.

［96］ PLANK B, MOSCHITTI A. Embedding semantic similarity in tree kernels for domain adaptation of relation extraction ［C］//Proceedings of the 51st Annual Meeting of the Association for Computational Linguistics (Volume 1: Long Papers), Sofia, 2013: 1498-1507.

［97］ NGUYEN T H, PLANK B, GRISHMAN R. Semantic representations for domain adaptation: A case study on the tree kernel-based method for relation extraction ［C］//Proceedings of the 53rd Annual Meeting of the Association for Computational Linguistics and the 7th International Joint Conference on Natural Language Processing (Volume 1: Long Papers), Beijing, 2015: 635-644.

［98］ LIU D D, ZHAO Z W, HU Y N, et al. Incorporating lexical semantic similarity to tree kernel-based Chinese relation extraction ［C］//Workshop on Chinese Lexical Semantics, Wuhan, 2012: 11-21.

［99］ CROCE D, MOSCHITTI A, BASILI R. Structured lexical similarity via convolution kernels on dependency trees ［C］//Proceedings of the 2011 Conference on Empirical Methods in Natural Language Processing, Edinburgh, 2011: 1034-1046.

［100］ 李丽双, 党延忠, 张婧, 等. 基于组合核的中文实体关系抽取研究 ［J］. 情报学报, 2012, 31 (7): 702-708.

［101］ 李丽双, 刘洋, 黄德根. 基于组合核的蛋白质交互关系抽取 ［J］. 中文信息学报, 2013, 27 (1): 86-93.

［102］ ZHOU S J, LI X. Feature engineering vs. deep learning for paper section i-dentification: Toward applications in Chinese medical literature ［J］. Information Processing & Management, 2020, 57（3）: 102206.

［103］ XIE J H, LIU X, ZENG D D, et al. Understanding medication nonadherence from social media: A sentiment-enriched deep learning approach ［J］. MIS Quarterly, 2022, 46（1）: 341-372.

［104］ MIKOLOV T, SUTSKEVER I, CHEN K, et al. Distributed representations of words and phrases and their compositionality ［C］//Advances in Neural Information Processing Systems, Nevada, 2013: 3136-3144.

［105］ PENNINGTON J, SOCHER R, MANNING C D. Glove: Global vectors for word representation ［C］//Proceedings of the 2014 Conference on Empirical Methods in Natural Language Processing, Doha, 2014: 1532-1543.

［106］ VASWANI A, SHAZEER N, PARMAR N, et al. Attention is all you need ［C］//Advances in Neural Information Processing Systems, Long Beach, 2017: 30.

［107］ 陈永莉, 洪漪. 检索语言在医学信息管理与检索中的应用综述 ［J］. 图书情报知识, 2015（3）: 72-79.

［108］ HARPAZ R, DUMOUCHEL W, SHAH N H, et al. Novel data-mining methodologies for adverse drug event discovery and analysis ［J］. Clinical Pharmacology & Therapeutics, 2012, 91（6）: 1010-1021.

［109］ 郭少友, 李庆赛. 以 UMLS 语义命题为基础的医学信息资源聚合 ［J］. 图书情报工作, 2014, 58（03）: 99-105.

［110］ CHAPMAN W W, BRIDEWELL W, HANBURY P, et al. A simple algorithm for identifying negated findings and diseases in discharge summaries ［J］. Journal of Biomedical Informatics, 2001, 34（5）: 301-310.

［111］ BAHDANAU D, CHO K H, BENGIO Y. Neural machine translation by jointly learning to align and translate ［C］//International Conference on Learning Representations, San Diego, 2015: 11.

［112］ HERMANN K M, KOCISKY T, GREFENSTETTE E, et al. Teaching machines to read and comprehend ［C］//Advances in Neural Information Processing Systems, Montréal, 2015: 28.

[113] YANG Z C, YANG D Y, DYER C, et al. Hierarchical attention networks for document classification [C] //Proceedings of the 2016 Conference of the North American Chapter of the Association for Computational Linguistics: Human Language Technologies, San Diego, 2016: 1480-1489.

[114] BASIRI M E, NEMATI S, ABDAR M, et al. ABCDM: An attention-based bidirectional CNN-RNN deep model for sentiment analysis [J]. Future Generation Computer Systems, 2021 (115): 279-294.

[115] SCHWENKER F, TRENTIN E. Pattern classification and clustering: A review of partially supervised learning approaches [J]. Pattern Recognition Letters, 2014, 37 (SI): 4-14.

[116] SALTON G, WONG A, YANG C S. A vector space model for automatic indexing [J]. Communications of the ACM, 1975, 18 (11): 613-620.

[117] LE Q, MIKOLOV T. Distributed representations of sentences and documents [C] //International Conference on Machine Learning, Bejing, 2014: 1188-1196.

[118] CHOWDHURY S, ZHANG C, YU P S. Multi-task pharmacovigilance mining from social media posts [C] //Proceedings of the 2018 World Wide Web Conference, Lyon, 2018: 117-126.

[119] WU C H, WU F Z, LIU J H, et al. Detecting tweets mentioning drug name and adverse drug reaction with hierarchical tweet representation and multi-head self-attention [C] //Proceedings of the 2018 EMNLP Workshop SMM4H: The 3rd Social Media Mining for Health Applications Workshop & Shared Task, Brussels, 2018: 34-37.

[120] FAN B, FAN W G, SMITH C. Adverse drug event detection and extraction from open data: A deep learning approach [J]. Information Processing & Management, 2020, 57 (1): 102131.

[121] BENGIO Y, LAMBLIN P, POPOVICI D, et al. Greedy layer-wise training of deep networks [C] //Advances in Neural Information Processing Systems, Vancouver, 2006: 19.

[122] YAN Y, NIE F, LI W, et al. Image classification by cross-media active learning with privileged information [J]. IEEE Transactions on Multimedia, 2016, 18 (12): 2494-2502.

[123] CAI J J, TANG J, CHEN Q G, et al. Multi-View active learning for video recommendation [C] //Proceedings of the 28th International Joint Conference on Artificial Intelligence, Macao, 2019: 2053-2059.

[124] BHATTACHARJEE S D, TOLONE W J, PARANJAPE V S. Identifying malicious social media contents using multi-view context-aware active learning [J]. Future Generation Computer Systems, 2019 (100): 365-379.

[125] MUSLEA I, MINTON S, KNOBLOCK C A. Active learning with multiple views [J]. Journal of Artificial Intelligence Research, 2006 (27): 203-233.

[126] BLUM A, MITCHELL T. Combining labeled and unlabeled data with co-training [C] //Proceedings of the Eleventh Annual Conference on Computational Learning Theory, Wisconsin, 1998: 92-100.

[127] ZHOU Z H, LI M. Tri-training: Exploiting unlabeled data using three classifiers [J]. IEEE Transactions on Knowledge and Data Engineering, 2005, 17 (11): 1529-1541.

[128] LI M, ZHOU Z H. Improve computer-aided diagnosis with machine learning techniques using undiagnosed samples [J]. IEEE Transactions on Systems, Man, and Cybernetics-Part A: Systems and Humans, 2007, 37 (6): 1088-1098.

[129] KIM D, SEO D, CHO S, et al. Multi-co-training for document classification using various document representations: TF - IDF, LDA, and Doc2Vec [J]. Information Sciences, 2019 (477): 15-29.

[130] LAFFERTY J, MCCALLUM A, PEREIRA F C N. Conditional random fields: Probabilistic models for segmenting and labeling sequence data [C] //Proceedings of the 18th International Conference on Machine Learning, Williamstown, 2001: 282-289.

[131] VITERBI A. Error bounds for convolutional codes and an asymptotically op-

timum decoding algorithm［J］. IEEE Transactions on Information Theory，1967，13（2）：260-269.

［132］FRIGGSTAD Z，REZAPOUR M，SALAVATIPOUR M R. Local search yields a PTAS for k-means in doubling metrics［J］. SIAM Journal on Computing，2019，48（2）：452-480.

［133］LIN B Y，XU F F，LUO Z，et al. Multi-channel bilstm-crf model for e-merging named entity recognition in social media［C］//Proceedings of the 3rd Workshop on Noisy User-generated Text，Copenhagen，2017：160-165.

［134］PALANGI H，DENG L，SHEN Y，et al. Deep sentence embedding using long short-term memory networks：Analysis and application to information retrieval［J］. IEEE/ACM Transactions on Audio，Speech，and Language Processing，2016，24（4）：694-707.

［135］黄鑫，朱巧明，钱龙华，等. 基于特征组合的中文实体关系抽取［J］. 微电子学与计算机，2010，27（4）：198-200.

［136］SEGURA-BEDMAR I，MARTÍNEZ P，DE PABLO-SÁNCHEZ C. Using a shallow linguistic kernel for drug-drug interaction extraction［J］. Journal of Biomedical Informatics，2011，44（5）：789-804.

［137］BOBIC T，FLUCK J，HOFMANN M. SCAI：Extracting drug-drug inter-actions using a rich feature vector［C］//Proceedings of the Seventh International Workshop on Semantic Evaluation，Atlanta，2013：675-683.

［138］ZHANG P，LI W J，HOU Y X，et al. Developing position structure-based framework for chinese entity relation extraction［J］. ACM Transactions on Asian Language Information Processing，2011，10（3）：1-22.

［139］韩普，王东波，刘艳云，等. 词性对中英文文本聚类的影响研究［J］. 中文信息学报，2013，27（2）：65-74.

［140］冀俊忠，贝飞，吴晨生，等. 词性对新闻和微博网络话题检测的影响［J］. 北京工业大学学报，2015，41（4）：526-533.

［141］WANG G，ZHANG Z，SUN J S，et al. POS-RS：A Random Subspace method for sentiment classification based on part-of-speech analysis［J］.

Information Processing & Management, 2015, 51 (4): 458-479.

[142] 万常选, 江腾蛟, 钟敏娟, 等. 基于词性标注和依存句法的 Web 金融信息情感计算 [J]. 计算机研究与发展, 2013, 50 (12): 2554-2569.

[143] CHUA S. The role of parts-of-speech in feature selection [C] //Proceedings of the International Multiconference of Engineers and Computer Scientists, Hong Kong, 2008: 457-461.

[144] 黄贤英, 张金鹏, 赵明军, 等. 基于变系数词性空间权值定义的英文句子相似度算法研究 [J]. 计算机应用研究, 2015, 32 (4): 996-999.

[145] LEE M C. A novel sentence similarity measure for semantic-based expert systems [J]. Expert Systems with Applications, 2011, 38 (5): 6392-6399.

[146] LIU X, LIU J, CHEN H C. Identifying adverse drug events from health social media: a case study on heart disease discussion forums [C] //Proceedings of International Conference on Smart Health, Beijing, 2014: 25-36.

[147] 施聪莺, 徐朝军, 杨晓江. TFIDF 算法研究综述 [J]. 计算机应用, 2009, 29 (B06): 167-170.

[148] 谭金波. 文本层次分类中特征项权重算法的比较研究 [J]. 情报杂志, 2007, 26 (9): 87-88.

[149] PISKORSKI J, YANGARBER R. Information extraction: Past, present and future [M] //Multi-source, Multilingual Information Extraction and Summarization. Berlin: Springer, 2013: 23-49.

[150] KOTSIANTIS S. Feature selection for machine learning classification problems: A recent overview [J]. Artificial Intelligence Review, 2011, 42 (1): 157-176.

[151] 刘华文. 基于信息熵的特征选择算法研究 [D]. 长春: 吉林大学, 2010.

[152] QUINLAN J R. C4. 5: Programs for Machine Learning [M]. New York: Elsevier, 2014.

[153] LIU H, YU L. Toward integrating feature selection algorithms for classifica-

tion and clustering [J]. IEEE Transactions on Knowledge and Data Engineering, 2005, 17 (4): 491-502.

[154] UGUZ H. A two-stage feature selection method for text categorization by using information gain, principal component analysis and genetic algorithm [J]. Knowledge-Based Systems, 2011, 24 (7): 1024-1032.

[155] HSU H H, HSIEH C W, LU M D. Hybrid feature selection by combining filters and wrappers [J]. Expert Systems with Applications, 2011, 38 (7): 8144-8150.

[156] SETTOUTI N, CHIKH M A, BARRA V. A new feature selection approach based on ensemble methods in semi-supervised classification [J]. Pattern Analysis and Applications, 2017, 20 (3): 673-686.

[157] SWETS D L, WENG J J. Efficient content-based image retrieval using automatic feature selection [C] //Proceedings of International Symposium on Computer Vision, Coral Gables, 1995: 85-90.

[158] YANG J M, LIU Y N, ZHU X D, et al. A new feature selection based on comprehensive measurement both in inter-category and intra-category for text categorization [J]. Information Processing & Management, 2012, 48 (4): 741-754.

[159] DURIC A, SONG F. Feature selection for sentiment analysis based on content and syntax models [J]. Decision Support Systems, 2012, 53 (4): 704-711.

[160] ABBASI A, FRANCE S, ZHANG Z, et al. Selecting attributes for sentiment classification using feature relation networks [J]. IEEE Transactions on Knowledge and Data Engineering, 2010, 23 (3): 447-462.

[161] LIANG D, TSAI C F, WU H T. The effect of feature selection on financial distress prediction [J]. Knowledge-Based Systems, 2015, 73 (1): 289-297.

[162] LIN F Y, LIANG D, YEH C C, et al. Novel feature selection methods to financial distress prediction [J]. Expert Systems with Applications, 2014, 41 (5): 2472-2483.

［163］ BHARTI K K, SINGH P K. Hybrid dimension reduction by integrating feature selection with feature extraction method for text clustering ［J］. Expert Systems with Applications, 2015, 42 （6）: 3105-3114.

［164］ YANG Y M, PEDERSEN J O. A comparative study on feature selection in text categorization ［C］ //Proceedings of the Fourteenth International Conference on Machine Learning, Nashville, 1997: 412-420.

［165］ 毛小丽, 何中市, 邢欣来, 等. 基于特征选择的实体关系抽取 ［J］. 计算机应用研究, 2012, 29 （2）: 530-532.

［166］ 任永功, 杨荣杰, 尹明飞, 等. 基于信息增益的文本特征选择方法 ［J］. 计算机科学, 2012, 39 （11）: 127-130.

［167］ ABBASI A, CHEN H C, SALEM A. Sentiment analysis in multiple languages: Feature selection for opinion classification in web forums ［J］. ACM Transactions on Information Systems, 2008, 26 （3）: 1-34.

［168］ SARKER A, GINN R, NIKFARJAM A, et al. Utilizing social media data for pharmacovigilance: A review ［J］. Journal of Biomedical Informatics, 2015, 54: 202-212.

［169］ ZHANG M, ZHANG J, SU J, et al. A composite kernel to extract relations between entities with both flat and structured features ［C］ //Proceedings of the 21st International Conference on Computational Linguistics and 44th Annual Meeting of the Association for Computational Linguistics, Sydney, 2006: 825-832.

［170］ ZHANG M, ZHANG J, SU J. Exploring syntactic features for relation extraction using a convolution tree kernel ［C］ //Proceedings of the Human Language Technology Conference of the NAACL, New York, 2006: 288-295.

［171］ HAUSSLER D. Convolution kernels on discrete structures ［R］. Santa Cruz: Department of Computer Science, University of California at Santa Cruz, 1999.

［172］ GÄRTNER T, FLACH P, WROBEL S. On graph kernels: Hardness results and efficient alternatives ［M］. Berlin: Springer, 2003: 129-143.

［173］ REICHARTZ F, KORTE H, PAASS G. Semantic relation extraction with kernels over typed dependency trees ［C］//Proceedings of the 16th ACM SIGKDD International Conference on Knowledge Discovery and Data Mining, Washington DC, 2010：773-782.

［174］ ZHANG M, CHE W X, AW A, et al. A grammar-driven convolution tree kernel for semantic role classification ［C］. Proceedings of the 45th Annual Meeting of the Association of Computational Linguistics, Prague, 2007：200-207.

［175］ FAYRUZOV T, DE COCK M, CORNELIS C, et al. Linguistic feature analysis for protein interaction extraction ［J］. BMC Bioinformatics, 2009, 10（1）：1-17.

［176］ LIU X, CHEN H C. AZDrugMiner：An information extraction system for mining patient - reported adverse drug events in online patient forums ［C］//International Conference on Smart Health, Beijing, 2013：134-150.

［177］ HE L N, YANG Z H, ZHAO Z H, et al. Extracting drug-drug interaction from the biomedical literature using a stacked generalization-based approach ［J］. PloS one, 2013, 8（6）：e65814.

［178］ ZHOU Z H, WU J X, TANG W. Ensembling neural networks：Many could be better than all ［J］. Artificial Intelligence, 2002, 137（1-2）：239-263.

［179］ ZHOU Z H. Ensemble Methods：Foundations and Algorithms ［M］. Los Angeles：CRC Press, 2012.

［180］ 张春霞, 张讲社. 选择性集成学习算法综述 ［J］. 计算机学报, 2011, 34（8）：1399-1410.

［181］ 孙博, 王建东, 陈海燕, 等. 集成学习中的多样性度量 ［J］. 控制与决策, 2014, 29（3）：385-395.

［182］ ROLI F, GIACINTO G, VERNAZZA G. Methods for designing multiple classifier systems ［C］//Proceedings of the International Workshop on Multiple Classifier Systems, Cambridge, 2001：78-87.

［183］ ALI K M, PAZZANI M J. Error reduction through learning multiple descriptions [J]. Machine Learning, 1996, 24 (3): 173-202.

[184] CHOWDHURY M F M, LAVELLI A. FBK-irst: A multi-phase kernel based approach for drug-drug interaction detection and classification that exploits linguistic information [C] //Proceedings of the Seventh International Workshop on Semantic Evaluation, Atlanta, 2013: 351-355.

[185] WOLPERT D H. Stacked generalization [J]. Neural Networks, 1992, 5 (2): 241-259.

[186] ABBASI A, ALBRECHT C, VANCE A, et al. Metafraud: A meta-learning framework for detecting financial fraud [J]. MIS Quarterly, 2012, 36 (4): 1293-1327.

[187] SESMERO M P, LEDEZMA A I, SANCHIS A. Generating ensembles of heterogeneous classifiers using stacked generalization [J]. Wiley Interdisciplinary Reviews: Data Mining and Knowledge Discovery, 2015, 5 (1): 21-34.

[188] BRAZDIL P, CARRIER C G, SOARES C, et al. Metalearning: Applications to Data Mining [M]. Berlin: Springer, 2008.

[189] WANG G, SUN J S, MA J, et al. Sentiment classification: The contribution of ensemble learning [J]. Decision Support Systems, 2014, 57 (1): 77-93.

[190] SHARIF H, ZAFFAR F, ABBASI A, et al. Detecting adverse drug reactions using a sentiment classification framework [C] //Proceedings of the ASE BIGDATA/SOCIALCOM/ CYBERSECURITY Conference, Palo Alto, 2014: 1-10.

[191] DENECKE K. Content and Language in Medical Social Media [M] // Health Web Science. Berlin: Springer, 2015: 33-47.

[192] FOSTER J. "cba to check the spelling": Investigating parser performance on discussion forum posts [C] //Human Language Technologies: The 2010 Annual Conference of the North American Chapter of the Association for Computational Linguistics, Los Angeles, 2010: 381-384.

[193] LINTEAN M C, RUS V. Paraphrase identification using weighted depend-

encies and word semantics [J]. Informatica, 2010 (34): 19-29.

[194] OLIVA J, SERRANO J I, DEL CASTILLO M D, et al. SyMSS: A syntax-based measure for short-text semantic similarity [J]. Data & Knowledge Engineering, 2011, 70 (4): 390-405.

[195] GOMAA W H, FAHMY A A. A survey of text similarity approaches [J]. International Journal of Computer Applications, 2013, 68 (13): 13-18.

[196] PADÓ S, LAPATA M. Dependency-based construction of semantic space models [J]. Computational Linguistics, 2007, 33 (2): 161-199.

[197] LEACOCK C, CHODOROW M. Combining Local Context and WordNet Sense Similarity for Word Sense Identification. WordNet, An Electronic Lexical Database [M]. Cambridge: MIT Press, 1998.

[198] WU Z B, PALMER M. Verbs semantics and lexical selection [C] //Proceedings of the 32nd Annual Meeting on Association for Computational Linguistics, Las Cruces, 1994: 133-138.

[199] RESNIK P. Using information content to evaluate semantic similarity in a taxonomy [C] //Proceedings of the 14th International Joint Conference on Artificial Intelligence (Volume 1), Quebec, 1995: 448-453.

[200] LIN D K. An information-theoretic definition of similarity [C] //International Conference on Machine Learning, Madison, USA, 98: 296-304.

[201] JIANG J J, CONRATH D W. Semantic similarity based on corpus statistics and lexical taxonomy [C] //Proceedings of the 10th Research on Computational Linguistics International Conference, Taipei, 1997: 19-33.

[202] LANDAUER T K, FOLTZ P W, LAHAM D. An introduction to latent semantic analysis [J]. Discourse Processes, 1998, 25 (2-3): 259-284.

[203] ANNESI P, CROCE D, BASILI R. Towards Compositional Tree Kernels [C] //The First Italian Conference on Computational Linguistics, Pisa, 2014: 7.

[204] AGGARWAL N, ASOOJA K, BUITELAAR P. DERI & UPM: Pushing corpus based relatedness to similarity: Shared task system description [C] //First Joint Conference on Lexical and Computational Semantics,

Montreal，2012：643-647.

[205] OZSOY M G，ALPASLAN F N，CICEKLI I. Text summarization using latent semantic analysis [J]. Journal of Information Science，2011，37（4）：405-417.

[206] MILLER G A. WordNet：A lexical database for English [J]. Communications of the ACM，1995，38（11）：39-41.

[207] MILLER G A. WordNet：An Electronic Lexical Database [M]. Cambridge：MIT Press，1998.

[208] SONG W，LI C H，PARK S C. Genetic algorithm for text clustering using ontology and evaluating the validity of various semantic similarity measures [J]. Expert Systems with Applications，2009，36（5）：9095-9104.

[209] 陈丽莎. 自动问答系统中基于 WordNet 的句子相似度计算研究与实现 [D]. 广州：华南理工大学，2014.

[210] KOGILAVANI S V，KANIMOZHISELVI C S，MALLIGA S. Summary generation approaches based on semantic analysis for news documents [J]. Journal of Information Science，2016，42（4）：465-476.

[211] UYSAL A K，GUNAL S. Text classification using genetic algorithm oriented latent semantic features [J]. Expert Systems with Applications，2014，41（13）：5938-5947.

[212] RUS V，LINTEAN M，BANJADE R，et al. Semilar：The semantic similarity toolkit [C] //Proceedings of the 51st Annual Meeting of the Association for Computational Linguistics：System Demonstrations，Sofia，2013：163-168.

[213] ZHOU Z H. When semi-supervised learning meets ensemble learning [J]. Frontiers of Electrical and Electronic Engineering in China，2011，6（1）：6-16.

[214] ZHANG M L，ZHOU Z H. Classifier ensemble with unlabeled data [J]. arXiv：0909. 3593，2009.

[215] ZHANG M L，ZHOU Z H. Exploiting unlabeled data to enhance ensemble diversity [J]. Data Mining and Knowledge Discovery，2013，26（1）：

98-129.

[216] 周志华. 基于分歧的半监督学习 [J]. 自动化学报, 2013, 39 (11)：1871-1878.

[217] 刘建伟, 刘媛, 罗雄麟. 半监督学习方法 [J]. 计算机学报, 2015, 38 (8)：1592-1617.

[218] 钱龙华. 命名实体间语义关系抽取研究 [D]. 江苏：苏州大学, 2009.

[219] POLIKAR R. Ensemble based systems in decision making [J]. IEEE Circuits and Systems Magazine, 2006, 6 (3)：21-45.

[220] BREIMAN L. Bagging predictors [J]. Machine Learning, 1996, 24 (2)：123-140.

[221] SCHAPIRE R E. The strength of weak learnability [J]. Machine Learning, 1990, 5 (2)：197-227.

[222] ROKACH L. Ensemble-based classifiers [J]. Artificial Intelligence Review, 2010, 33 (1)：1-39.

[223] FREUND Y, SCHAPIRE R E. Experiments with a new boosting algorithm [C] //Proceedings of the Thirteenth International Conference on International Conference on Machine Learning, Bari, 1996：148-156.

[224] HO T K. The random subspace method for constructing decision forests [J]. IEEE Transactions on Pattern Analysis and Machine Intelligence, 1998, 20 (8)：832-844.

[225] NIGAM K, GHANI R. Analyzing the effectiveness and applicability of co-training [C] //Proceedings of the Ninth International Conference on Information and Knowledge Management, McLean, 2000：86-93.

[226] WANG J, LUO S W, ZENG X H. A random subspace method for co-training [C] //IEEE International Joint Conference on Neural Networks (IEEE World Congress on Computational Intelligence), Hong Kong, 2008：195-200.

[227] YASLAN Y, CATALTEPE Z. Co-training with relevant random subspaces [J]. Neurocomputing, 2010, 73 (10-12)：1652-1661.

［228］ GOLDMAN S, ZHOU Y. Enhancing supervised learning with unlabeled data ［C］//International Conference on Machine Learning, Palo Alto, 2000: 327-334.

［229］ ZHOU Y, GOLDMAN S. Democratic co-learning ［C］//IEEE International Conference on Tools with Artificial Intelligence, Boca Raton, 2004: 594-602.

［230］ BREIMAN L. Random forests ［J］. Machine Learning, 2001, 45 (1): 5-32.

［231］ JIANG Z, ZENG J P, ZHANG S Y. Inter-training: Exploiting unlabeled data in multi-classifier systems ［J］. Knowledge-Based Systems, 2013 (45): 8-19.

［232］ HADY M F A, SCHWENKER F. Co-training by committee: A new semi-supervised learning framework ［C］//IEEE International Conference on Data Mining Workshops, Pisa, 2008: 563-572.

［233］ LI Y Y, SU L, CHEN J, et al. Semi-supervised question classification based on ensemble learning ［C］//International Conference in Swarm Intelligence, Beijing, 2015: 341-348.

［234］ LI S S, HUANG L, WANG J J, et al. Semi-stacking for semi-supervised sentiment classification ［C］//Proceedings of the 53rd Annual Meeting of the Association for Computational Linguistics and the 7th International Joint Conference on Natural Language Processing (Volume 2: Short Papers), Beijing, 2015: 27-31.

［235］ SONG E M, HUANG D S, MA G Z, et al. Semi-supervised multi-class adaboost by exploiting unlabeled data ［J］. Expert Systems with Applications, 2011, 38 (6): 6720-6726.

［236］ ZHU X J. Semi-Supervised Learning Literature Survey ［R］. Wisconsin: University of Wisconsin-Madison Department of Computer Sciences, 2005.

［237］ ZHANG Y H, WEN J H, WANG X B, et al. Semi-supervised learning combining co-training with active learning ［J］. Expert Systems with Applications, 2014, 41 (5): 2372-2378.

［238］ WINDEATT T, ARDESHIR G. Decision tree simplification for classifier ensembles ［J］. International Journal of Pattern Recognition and Artificial Intelligence, 2004, 18 (05): 749-776.

［239］ KOZIARSKI M, KRAWCZYK B, WOŹNIAK M. The deterministic subspace method for constructing classifier ensembles ［J］. Pattern Analysis and Applications, 2017, 20 (4): 981-990.

［240］ LIU Z, YANG Z K, LIU S Y, et al. Semi-random subspace method for writeprint identification ［J］. Neurocomputing, 2013 (108): 93-102.

［241］ JING L P, TIAN K, HUANG J Z. Stratified feature sampling method for ensemble clustering of high dimensional data ［J］. Pattern Recognition, 2015, 48 (11): 3688-3702.

［242］ YE Y, WU Q, HUANG J Z, et al. Stratified sampling for feature subspace selection in random forests for high dimensional data ［J］. Pattern Recognition, 2013, 46 (3): 769-787.

［243］ TIBSHIRANI R. Regression shrinkage and selection via the lasso ［J］. Journal of the Royal Statistical Society: Series B (Methodological), 1996, 58 (1): 267-288.